即刻救髮

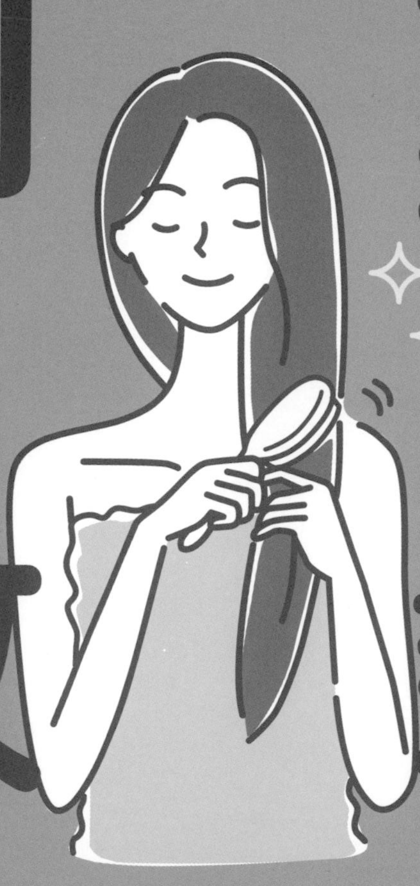

這些小習慣，有效強健髮絲，
改善白髮、落髮、禿髮，長出濃密烏黑秀髮

髪が増える術 成功率95%のプロが教えるすごいメソッド

辻敦哉——著　田路 Megumi——監修　王綺——譯

前言　頭髮可以改變人生！

「就算和孩子一起去游泳池玩，我也堅持不潛水！」

曾經如此宣言的四十幾歲男性，在髮質改變後，馬上開心地向我報告：「我去游泳池玩了一整天！」

還曾經有人哭著向我道謝：「多虧了辻先生，我又可以燙頭髮了。」

這位女性在知道燙頭髮會讓髮絲變細之後，曾說：「我的頭髮這麼稀疏，以後再也不能燙頭髮了。」一度放棄自己最喜歡的捲髮造型。

「看著頭髮不停地掉，令人感到很絕望。」

對我說這句話的，是一名才二十幾歲的女性。

據說即便朋友約她去泡溫泉，她也會找理由拒絕，經常關在家裡足不出戶。

然而，頭髮狀態改善後，她眉開眼笑地對我說：「我和朋友約好一起出國去海邊玩了！」

頭髮出問題會讓人失去勇氣，難以踏出腳步去做自己想做的事。相反地，對頭髮有自信，就能獲得向前邁進的力量。

毫不誇張地說，這是能「改變人生」的。

為髮量稀疏所苦的高中時代

我現在經營著頭皮SPA製作人以及研究圓形禿的辻式脫髮症研究所，目標是將PULA式頭皮SPA專門店推展到日本全國。

至今我幫助超過五千人解決髮量稀疏和掉髮問題，包含阻止掉髮持續惡化在內，改善率達到百分之九十五以上。

在頭皮SPA擴大展店的同時，辻式脫髮症研究所也提供「免疫育毛法®」，幫助沒能在醫院治好脫髮症的患者，從身體內部為頭髮注入活力。

我現在雖在傳授正確的「養髮」知識給大眾，但其實也有很長一段時間為髮量稀疏所苦。

剛開始在意髮量的時候，我還只是個高中生。

十七歲的我開始關注時尚，於是挑戰了側邊剃掉的短髮造型。

然而，當我用髮蠟把頭髮抓立體後，卻明顯地露出了頭皮。

「咦？我的頭髮本來就這麼少嗎？」這麼想的不是只有我。

身邊的朋友也開始嘲笑我：「你的頭很不妙啊。」

後來想想，應該是因為我的頭髮屬於細軟髮，一旦用髮蠟把頭髮抓成一束一束，就很容易露出頭皮。

可是，當時的我並沒有想到是自己的髮質和身邊其他人不同，以為是自己「頭髮變少了」。

從那時起，我就對自己的頭髮狀況在意得不得了。

我每天早上都要仔細地整理頭髮，直到每個角度都不會露出頭皮。走在路上也忍不住一直去觀察別人的頭髮狀態。

裝作開玩笑地用手指去測量朋友的額頭高度，回家後和自己的髮際線做比較，這種事我做了不只一、兩次。

對於髮量稀疏的不安，一直持續到我二十歲出頭，開始學習正確的頭髮及養髮知識的時候。

無論幾歲，頭髮都有可能增加！

在二十歲前後那幾年，我買了很多大家說「對頭髮有益」的洗髮精、生髮水，但髮質卻完全沒有改善的跡象。

我還曾經相信會有效，於是忍耐著刺痛，一直用著不適合自己的高濃度酒精養髮液。

這種惶惶不安的日子，終於在我獲得正確的頭髮及養髮知識後得到了解脫。

我想在這裡告訴各位的是，不論是誰，無論到了幾歲，頭髮都還是有可能會增加的。

實際上，前幾天有一位七十歲的女性說「無論如何都想打電話親口告訴我」，於是打電話向我報告了一則好消息：

「有朋友說我頭髮變多了。」

「沒想到到了七十歲還能長頭髮！」

無論是誰，都有可能讓髮量恢復到自己頭髮最茂密的時期。

有可能是高中時期，也有可能是二十幾歲的狀態，因人而異。

但是從煩惱狀態跨出一步去「改變人生」這件事，是每個人都做得到的。

現在市面上充斥著標榜「對頭髮有益」的商品和資訊。

因此有不少人和以前的我一樣，在不知道哪個真正對養髮有幫助的情況下胡亂嘗試，結果反而使狀況惡化。

養髮需要一點訣竅。

不過，只要知道這些訣竅，無論是誰都辦得到，既不花錢，也不花時間。

我在頭皮SPA專家時期，以及經營全新的辻式脫髮症研究所的過程中學到的「養髮訣竅」，全都寫在這本書裡了。

若這本書能多幫助一個人解決頭髮方面的問題，成為「改變人生」的契機，我將感到非常榮幸。

2章

強健髮絲的洗髮精&按摩

3章

強健髮絲的飲食

4 章

讓頭髮更強健的加分訣竅

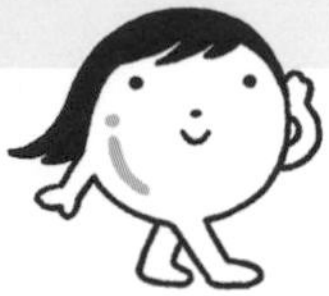

改善頭髮
問題的
小故事

改善頭髮問題的小故事

①五十幾歲男性

Before

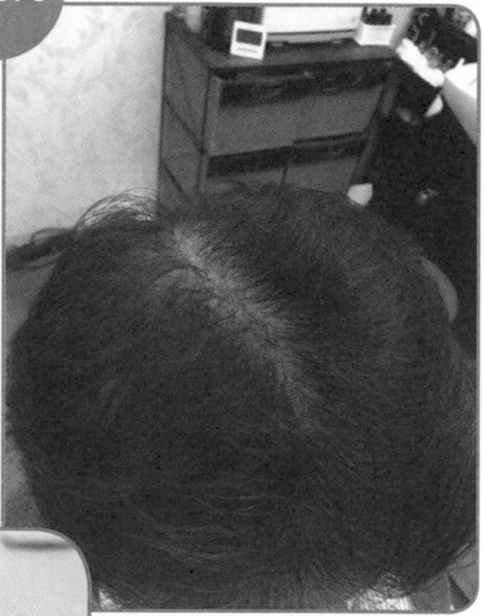

分線很明顯。

髮旋附近的頭髮特別稀疏。

皮脂很多，頭髮油膩。

After

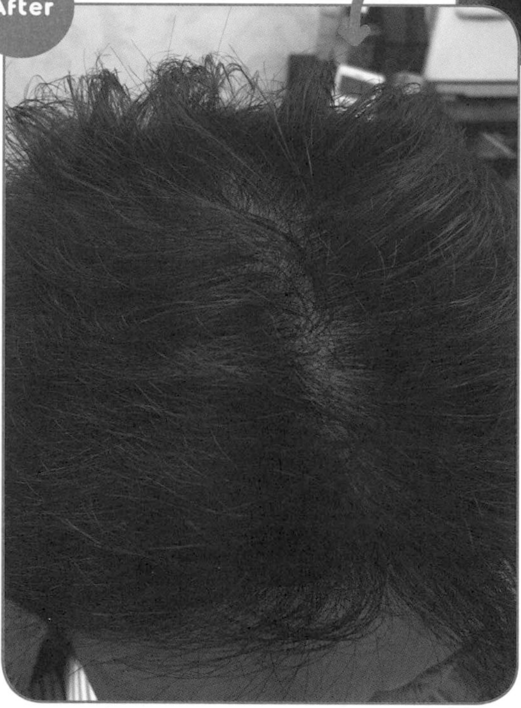

頭髮變蓬鬆，不會露出頭皮了。

頭皮變清爽，不再黏膩。

開始在意髮量的時期和原因

邁入四十幾歲的某一天，照鏡子時突然發現自己的頭髮分線和頭頂的狀態跟以前完全不一樣，感到非常驚訝。

主要做了哪些行動？花了多久時間恢復？

- 以胺基酸洗髮精取代清潔力強的洗髮精。
- 進行頭皮按摩。
- 多喝水，而非咖啡或茶。
- 停止使用高濃度酒精的養髮液，改用「養髮乳液」（參照P194）。
- 三個月後，頭髮分線不再明顯易見，髮量恢復正常。
- 黏膩皮脂的問題也獲得改善。

頭髮恢復健康後終於能做的事

- 以前為了不讓人看到自己的頭頂，搭電車時都無法坐下，現在可以放心坐下了。

改善頭髮問題的小故事

②五十幾歲女性

Before

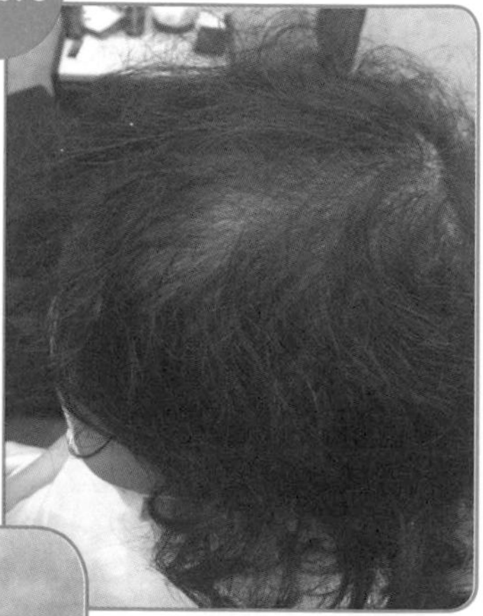

整體髮質細軟、髮量少。

整個頭都能看到頭皮。

為慢性肩頸僵硬所苦。

After

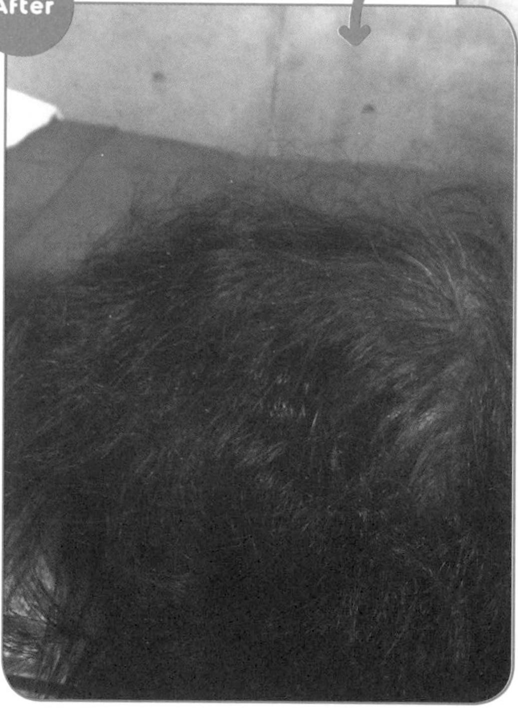

髮量回到三十幾歲的狀態。

與同年齡層女性相比，不再感到自卑。

開始在意髮量的時期和原因

原本髮絲就很細了，但二十五歲過後，頭髮分線開始變明顯，接著逐漸整個頭的頭皮都露出來了。雖然曾經用女性用的養髮液進行保養，但完全沒有效果。

主要做了哪些行動？花了多久時間恢復？

- 把蓮蓬頭換成除氯的類型。
- 使用親手製作的「養髮液」（參照 P194）。
- 每週用一次油髮膜，每週用兩次洗髮粉（參照 P46、P118）。
- 攝取含有多種礦物質的保健食品。
- 因為體寒而體溫偏低，所以開始注重飲食並多走路。
- 十個月後，髮絲整體都變強韌，髮量也增加了。

頭髮恢復健康後終於能做的事

- 站在人群面前也可以很有自信。

改善頭髮問題的小故事

③四十幾歲男性

Before

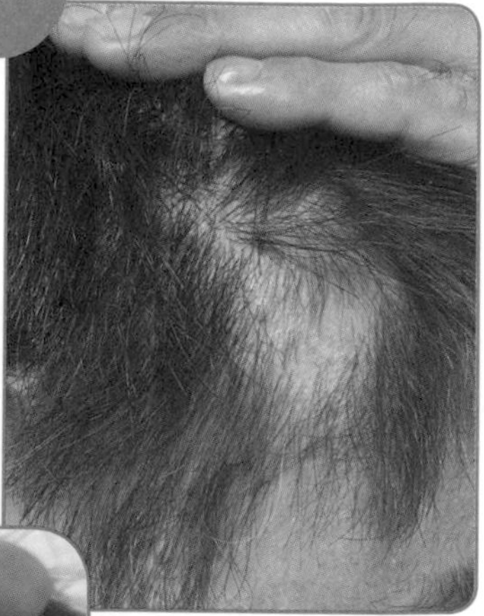

太陽穴上方出現直徑兩公分的嚴重禿頭。

禿頭處附近的頭髮也變少。

總是很煩躁，容易感到疲勞。

After

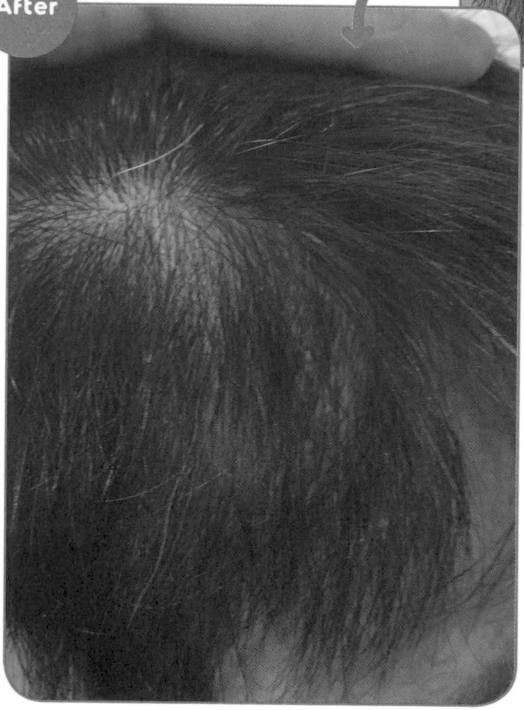

禿頭的地方恢復原狀。

煩躁獲得緩解，慢性疲勞也消失了。

開始在意髮量的時期和原因

換工作的壓力和小孩大考時期重疊，出現了圓形禿。
上網搜尋後查到「三個月左右就會自然痊癒」的資訊，於是我便相信著這一點，耐心等待，然而卻沒有痊癒。

主要做了哪些行動？花了多久時間恢復？

- 把蓮蓬頭換成除氯的類型。
- 以胺基酸洗髮精取代清潔力強的洗髮精。
- 由於生活忙碌，很常吃便利商店便當解決一餐，紓解壓力的晚上小酌也不可或缺，所以多攝取了具有抗氧化作用的氫和礦物質保健食品。
- 三個月後就幾乎恢復原狀。

頭髮恢復健康後終於能做的事

- 不再戴著之前為了遮掩圓形禿而一直戴著的帽子。
- 之前身邊的人總是覺得我看起來很累、很辛苦，最近開始有人說我「變得有精神了」。

改善頭髮問題的小故事

④十幾歲女性

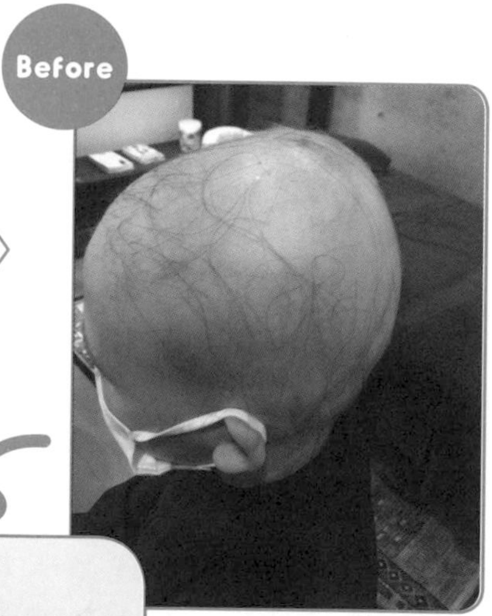

在原因不明的情況下頭髮掉光。

連眉毛都掉了。

沒有任何疾病的徵兆，身體狀況也沒有變化。

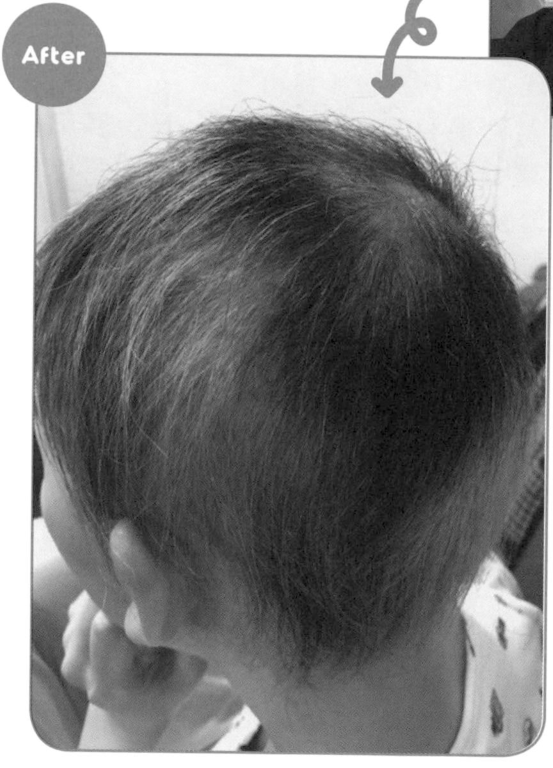

八個月後，摻雜白髮的頭髮長出來，覆蓋了整個頭部。

十二個月後，白髮也漸漸變黑了。

開始在意髮量的時期和原因

從小學六年級的秋天開始，頭髮就一點一點地掉落。
用了醫院開的藥膏後反而惡化。
雖然有人建議使用類固醇點滴，但因為擔心副作用而拒絕，
轉而尋求其他的方法。

主要做了哪些行動？花了多久時間恢復？

- 以前幾乎都不喝水，所以養成了喝水的習慣。
- 進行頭皮按摩。
- 飲用能排出有害物質、提高礦物質吸收率的保健飲品。
- 有體力，且沒有檢查出任何內臟問題，但在初經來了之後就開始掉髮，所以使用了調整荷爾蒙平衡的漢方油。

頭髮恢復健康後才能做的事

- 出現清楚可見的變化後，保養也變得有趣起來。
- 原本在家也戴著假髮，現在可以拿掉了。
- 可以考慮髮型，和身邊的人一樣享受時尚打扮了。

改善頭髮問題的小故事

⑤七十幾歲女性

Before

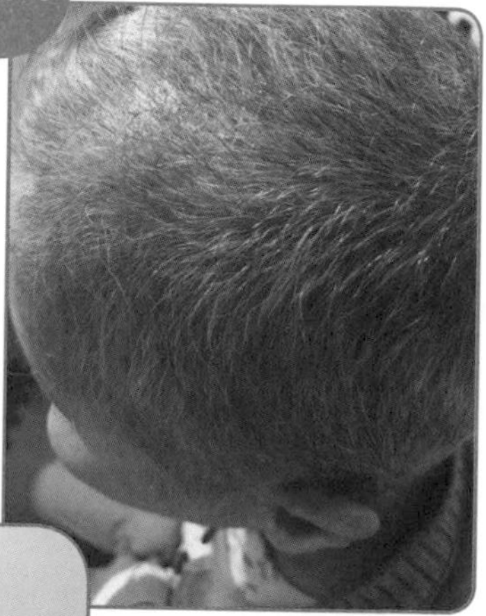

因為化療的關係，掉了超過九成的頭髮。

全身浮腫，充滿倦怠感，且免疫力低下，變得很容易感冒。

皮膚變得非常差，看起來更老了。

After

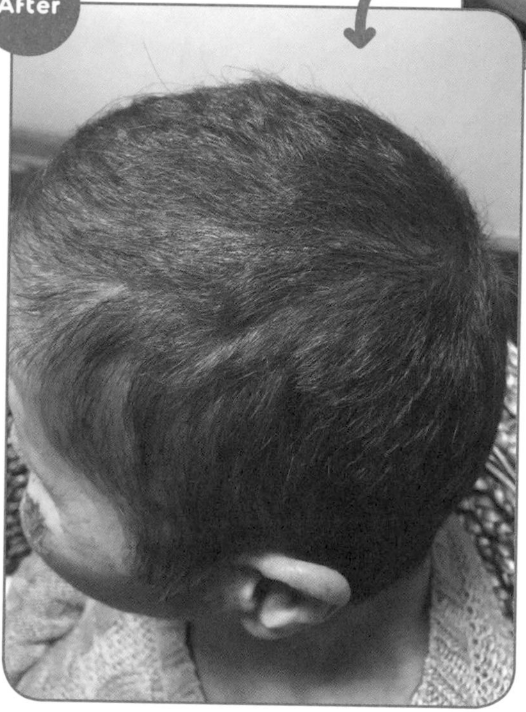

頭髮漸漸長回來，像二十幾歲時一樣茂密。

不再浮腫，身體狀況恢復。

開始在意髮量的時期和原因

七十歲的時候，化療已經結束，頭髮卻遲遲長不回來，找醫師諮詢卻沒有受到重視，讓我大受打擊。

主要做了哪些行動？花了多久時間恢復？

- 以胺基酸洗髮精取代清潔力強的洗髮精。
- 更換成能提高體溫的飲食。
- 養成喝水的習慣。
- 攝取具有強力抗氧化作用的氫保健食品。
- 頭髮在兩個月內漸漸長回來，而且比以前還要強韌。

頭髮恢復健康後才能做的事

- 人生第一次的短髮造型得到了好評，開始能夠享受髮型時尚。
- 不再排斥與人見面。

序章

寫給為頭髮問題所苦的你

不要因為遺傳而放棄治療！

實際開始「養髮」之前，首先要為大家說明我對常見頭髮相關迷思的見解。

許多人深信不疑的最大誤解就是，「禿頭」和「白髮」是遺傳造成的。確實有些人是遺傳到了容易「禿頭」或「白髮」的基因，但是比起先天體質，絕大多數人頭髮狀況惡化的主要原因，都是生活習慣和日常保養出了問題。

我的外公也是頭頂光禿禿，只剩兩側還留有稀疏的白髮。

無論是當時還是現在，都一直有人對我說：「如果外公禿頭，因為隔代遺傳而禿頭的機率很高。」所以我過去總是懷著「該不會自己也是……」的心情。

高中時被說「頭皮露出來了」之後，那股隱隱約約的不安就變成了深刻的煩惱。與現在相比，當年的資訊量沒那麼多，我鼓起勇氣打電話向大型養髮沙龍諮詢，也無法得到「這麼做就行」的明確答案，這使得我心中的不安不斷膨脹。「總有一天自己也會禿頭」的恐懼，直到我二十幾歲當上理容師時也沒有消失。

有一天，我在工作上遇到了參加「養髮講座」的機會。然而，這個「養髮講座」不僅須要犧牲自己的休假去參加，還沒有薪水可拿。即便如此，我仍非常想要了解「養髮」相關知識，於是認真地定期去上課。後來我學到了正確的養髮知識，到了現在四十二歲，也沒有變得像外公一樣禿頭。

就算遺傳到容易「禿頭」或「白髮」的基因，只要進行適合自己體質的保養，結果也會大有不同。舉例來說，遺傳到「胃不好體質」的人，只要吃東西時好好咀嚼，少吃過度刺激的食物，還是有很高的機率能讓胃維持在健康狀態。

我想在這本書中充滿自信地告訴大家，遺傳只不過是容易造成禿頭或白髮的其中一項因素而已。

掉髮就是長出粗壯髮絲的機會！

有人會在洗完頭髮後，細數卡在排水口上的髮絲。

頭髮問題就是如此令人煩惱，這一點我非常了解。但是，我要告訴想「養髮」的各位，「不要太過在意掉髮」。

一般人的頭髮平均約有十萬根。

雖然存在個人差異，但一天掉五十到一百根頭髮都屬於正常範圍。

明明事實如此，卻在每次掉髮的時候哀嘆：「又掉了……」擔心未來的頭髮狀況，會導致壓力累積。

壓力是養髮的最大敵人。壓力變大會導致自律神經失調，肌肉緊繃僵化，血管收縮。

結果造成布滿微血管的頭皮血液循環不順暢，無法將該提供的營養送達至頭髮。

每一根頭髮都會不斷重覆著長長、掉落，然後長出新髮的循環。在健康狀態下，「休止期」（三到五個月）→「生長期」（二到六年）→「退行期」（兩週）的毛髮生長週期會不斷循環。

意思就是，進入「休止期」而掉髮，是因為毛孔內部正在進行長出新頭髮的準備。

其實，即便是大家都說「對頭髮很有幫助」的方法，也很難戲劇性地讓已經長出來的頭髮變粗。但是針對處在「休止期」的毛孔進行本書傳授的頭皮與身體保養，就能讓未來長出來的頭髮變強韌。再加上用正確的方式照料，毛髮生長週期就會恢復正常，延長「生長期」頭髮的壽命。簡而言之，只要能讓新頭髮長得比以前的頭髮粗，就算是養髮成功。過去一看到掉髮就惶惶不安的人持續進行保養後，也向我報告：「長出的頭髮比以前更加強韌了！」

「掉頭髮就是長出粗壯頭髮的機會」，請正面看待掉髮，好好進行保養吧。

長白頭髮的三個原因

白頭髮是次多於禿頭和掉髮的頭髮問題之一。據說現代科學還沒找出長白頭髮的原因，所以沒有治本的解決方法。

「完全恢復黑髮」是很難沒錯，不過我認為還是有機會成功獲得肉眼可見的明顯改善，或預防接下來長出來的頭髮變成白髮。

我一路以來接受過許多養髮和白髮相關的諮詢，從這些案例來看，形成白髮的原因主要有三個。

第一個，是頭皮的血液循環變差。

白頭髮通常會從血液循環不順暢、頭皮溫度較低的部位長出來。

舉例來說，鬢角有很多白髮的人，在日常生活中經常因為緊張而緊咬著牙關，無論本人是否有意識到。

因此鬢角附近的肌肉緊繃，導致血液無法送達，頭皮溫度下降，形成白髮。

第二個，是礦物質攝取不足。二十幾歲年紀輕輕就有明顯白髮的人，大多數都是營養不均衡，礦物質攝取不足。

最近，有一種名為「矽」的礦物質因為對美容和健康有所助益而蔚為話題。由此可知，礦物質的重要性已經廣為人知。

第三個，是處於「腎虛」的狀態。

在中醫領域，與成長、發育、生殖等功能相關的腎臟、泌尿器官、生殖器官等統稱為「腎」。作為生命之源的「腎」處於衰弱的狀態，就稱為「腎虛」。

頭髮全白或白髮非常多的人，很有可能是處於「腎虛」狀態。

本書會用多管齊下的方式應對上述三個問題，幫助各位改善禿頭與白髮。接著，再激發出頭髮所蘊藏的真正實力。

「不過度清潔」能讓頭髮長得更粗

來找我諮詢頭髮問題的人，幾乎全都認為「徹底清潔頭皮」是養髮的重點。當然，為了調整頭皮環境，「洗掉髒汙」是一件很重要的事情。

但是，「洗掉髒汙並不等於徹底清潔頭皮」。

尤其是男性常常覺得「毛孔阻塞會造成掉髮」，於是使用清潔力很強的洗髮精拚命洗頭。

頭皮會透過由皮脂和汗液混合而成的皮脂膜，防止細菌入侵或乾燥。適度的皮脂膜可以讓皮膚的正常菌叢保持穩定的平衡，使頭皮維持在弱酸性的健康狀態。

然而，使用清潔力高的洗髮精過度清潔，皮脂膜會被整個洗掉，降低頭皮的保護力。

想要「保持乾淨」而過度清潔，會讓頭皮狀態變差，引起發炎。過度去除皮脂會打亂正常菌叢的平衡，產生頭皮屑或異味。不僅如此，為了補充頭皮流失的皮脂，皮脂會過度分泌，陷入愈洗皮脂分泌愈多的惡性循環。

關於選擇洗髮精和洗頭的方法，稍後會再詳細說明。

我想先讓大家知道的是，應該徹底去除的髒汙，是皮脂分泌出來之後、隨著時間經過而愈來愈難洗掉的「過氧化脂質」。

「過氧化脂質」才是造成毛孔阻塞和掉髮的元凶。

可以去除積累的「過氧化脂質」，既安全又方便在家進行的代表性方法，就是本書所介紹的「油髮膜」（參照第四十六頁）。

以「養髮」為目標的日常洗頭當中最關鍵的部分，就是只洗掉當天的髒汙和多餘的皮脂，並定期使用油髮膜去除「過氧化脂質」。

頭髮是從「身體內部」製造出來的

很多人覺得只要從身體外部投予養髮液等「頭皮的生長開關」，就能達到養髮效果。

但是我還在當頭髮養護專家的時候，曾遇過無論用什麼方法，只從外部下手完全不見效果的諮詢者。

我懷著不甘心的心情持續嘗試，最後確定了一件事，那就是「頭髮是從『身體內部』製造出來的」。

中醫將頭髮稱為「血餘」。

所謂的「血餘」，如同字面意義，指的是「多餘的血液」。

我們的身體會優先把營養送至維持生命活動所必要的部位。頭髮和指甲這類不會直接對生存造成影響的部分則排在較後面的順位。此外，若是血液狀態不佳，養髮所需的營養就會不足。也就是說，頭髮會反映出血液及體內的狀態。如果體內健康狀態不佳，頭髮就很難變茂密。

不少人在開始在意頭髮狀態時，會先使用養髮液。養髮液當然有它一定的效果。

但是，若只是回應來自外界的刺激，細胞本身卻不具備生髮力，效果會減半。要孕育出長頭髮的力量，就得靠「身體內部」的保養。

自從確定這件事之後，我就從更廣泛的視野去學習了各種能解決禿頭問題的知識和技術，其中也包含身體內部的調養。

因此，本書除了挑選洗髮精的方法和按摩方法等基本功之外，也會提及飲食和日常生活習慣。

請各位務必從做得到的事開始進行，並搭配調養身體，為養髮打好穩固的地基。

第1章

強健髮絲的習慣TOP10

養髮三步驟

接著就來為各位介紹培育出強韌髮絲的所有具體方法！

想強健髮絲，有三件要做的事。

①去除會阻礙養髮的元素。
②調養好地基（頭皮）調養的狀態。
③從身體內部輸送營養，培育頭髮。

我通常會用裝在杯子裡的泥水來比喻這三項要素。

在一個裝著泥水的杯子裡，不管倒入多少礦泉水，裡面的水都不會變成乾淨的狀態。

最重要的是先倒掉泥水，並洗乾淨杯子。

如此一來，倒入杯子的礦泉水應該就能保持乾淨，不會變混濁。

頭皮也是同樣的道理。

我們會在不知不覺中，讓多餘的汙垢累積在頭皮，使頭皮暴露在會對養髮造成不良影響的物質中。

我們該做的，是排除會阻礙養髮的東西，將頭皮調養到好的狀態。

之後再輸送營養，就能獲得最大的效果。

第一章會從這三個要素之中，精選出我至今幫助眾多人養髮的過程中，在許多人身上都有成效且能夠看見明顯變化的「TOP 10」進行介紹。

這「TOP 10」裡面，每一項都既簡單又不用花太多錢。

首先，就從這裡開始吧！

01

把蓮蓬頭換成「除氯」的類型

▶ 避開對頭皮和頭髮不好的物質「打好頭髮的地基」

▶ 自來水中的氯是強烈的「毒」

▶ 氯的「殺菌」效果會把必要的菌也一併殺死

意料之外的「頭髮之敵」就潛藏在日常生活中

在「對頭皮和頭髮不好」的物質中，讓大多數人都覺得「咦？就這點小事？」而絲毫不放在眼裡的，就是自來水中的氯。

由於日本自來水的消毒基準很嚴格，所以氯的濃度非常高。

因此，我們每天洗頭的時候都沐浴在大量的殺菌劑，也就是氯裡面。

氯會把保護頭皮、幫助皮膚與頭髮生長的正常菌叢也一起「殺菌」掉。

破壞正常菌叢的平衡，使頭皮條件惡化。

此外，氯也是一種強烈的「毒」，會分解蛋白質並破壞細胞。

蛋白質是促進毛髮生長的細胞成分之一。

要是持續接觸氯，頭髮的狀態和頭皮環境都會惡化，使生髮力減弱。

而且，如果每次洗頭都吸收一堆對頭皮和頭髮不好的「毒」，即便使用養髮液之類的東西，頭皮也已經沒有空隙能吸收「對頭髮有益的成分」。

首先要盡量減少對頭皮和頭髮不好的東西，所以要「把蓮蓬頭換成除氯的類型」。

不過，市售的除氯蓮蓬頭和家裡淋浴設備規格有可能會不合。

如果遇到這種情況，請使用只要放入熱水中就可以除氯的錠劑，將錠劑放入浴缸，用浴缸裡的水洗頭髮。

＊請掃描 QR code 觀看氯實驗的情況。

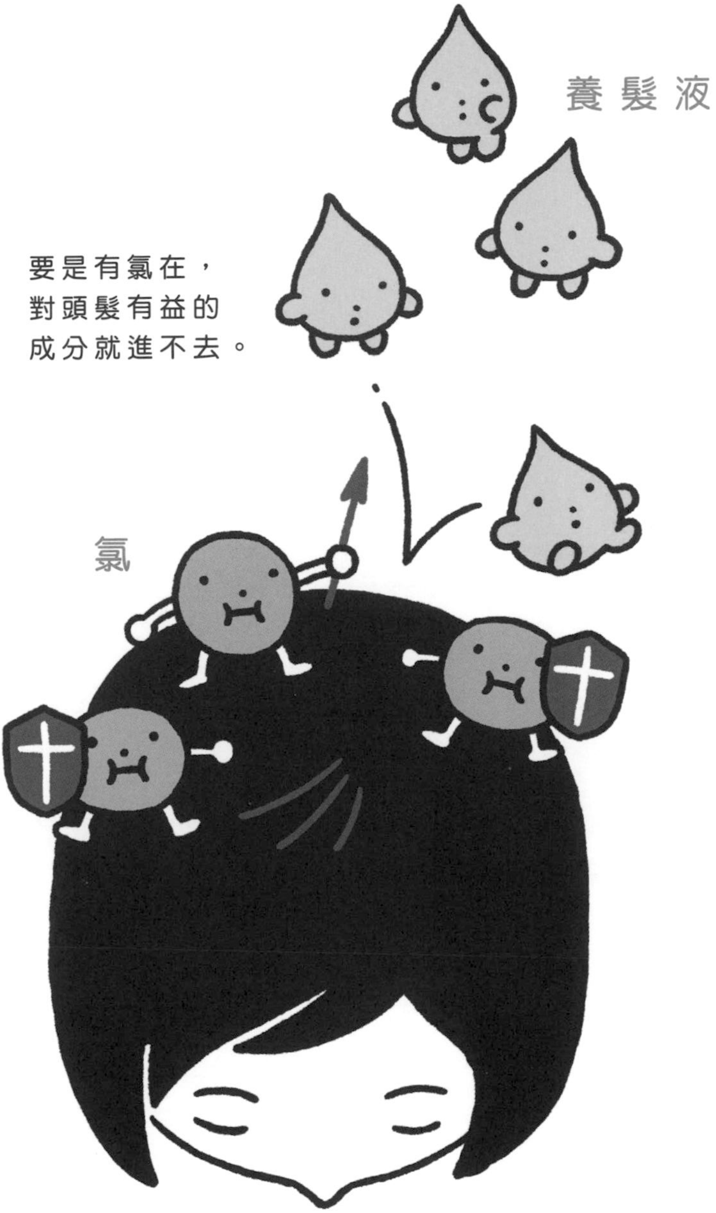
養髮液
要是有氯在，
對頭髮有益的
成分就進不去。
氯

02

利用油髮膜徹底清除阻塞毛孔的汙垢

- 去除養髮的大敵——過氧化脂質，就要用「油髮膜」
- 剛開始的一個月要每週一次，調整好頭皮環境後，改為一個月二至三次
- 不要用嬰兒油和卸妝油，請使用天然的植物油
- 油的必要用量是一次「足量的二十毫升」

光用洗髮精無法徹底清除的「過氧化脂質」

「過氧化脂質」與氯並列為養髮的最大敵人，會導致毛孔阻塞，使頭髮變細。

皮脂是保持頭皮濕潤，維持弱酸性的重要物質。不過脂質會隨著時間氧化，變成「過氧化脂質」。而「過氧化脂質」又會與汗水、灰塵、殘留的洗髮精與潤髮乳混合，附著在頭皮或毛孔附近。

不論怎麼認真洗頭都無法徹底洗去「過氧化脂質」，想要清除它，就得靠油髮膜。

為了集中洗去氧化汙垢，首先要以一週一次的頻率，持續使用油髮膜一個月。之後就以一個月二至三次的頻率進行，使頭皮維持在良好狀態。

「油髮膜」只要參考第四十九頁介紹的簡單三步驟就可以完成。

使用「油髮膜」的時候，有兩大重點請各位務必遵守。

重點一　請使用荷荷巴油、杏仁油、芝麻油、酪梨油、橄欖油等百分之百天然植物油（礦物油難以讓附著於皮膚的汙垢浮起）。並且請選用美容油，而非食用油。

重點二　一次使用足量的二十毫升，沾濕整個頭皮（如果量太少，將難以與汙垢融合）。

敷油髮膜的時候，用濕熱的毛巾包住頭部，能讓汙垢更容易浮起。

雖然使用含有化學香料的洗髮精時，會因為香料的香氣而難以判斷，但如果覺得頭皮有一股油臭味，就表示頭皮上的過氧化脂質過多。

因此，當頭皮出現油臭味，就該使用油髮膜了。

[使用油髮膜的三個步驟]

① 沾濕頭髮

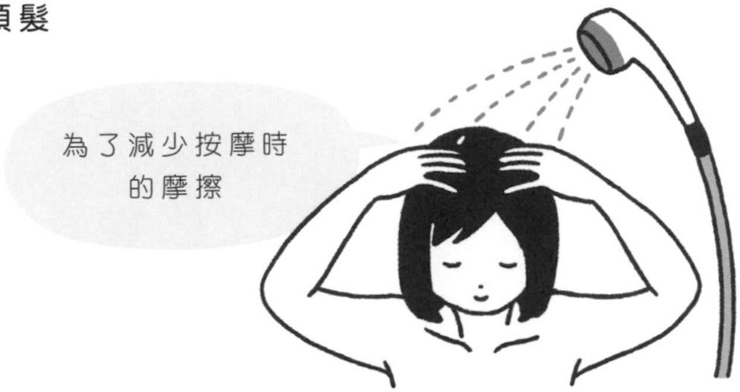

② 用毛巾輕輕擦拭頭髮，再從頭頂開始放射狀地抹上油

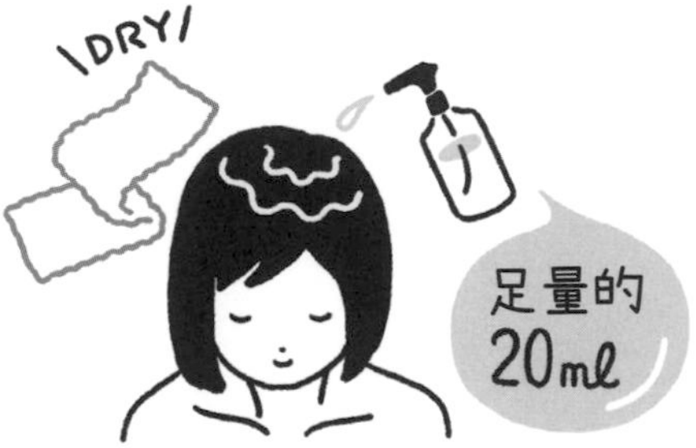

③ 按摩頭皮（參照 P114）並靜候十五分鐘

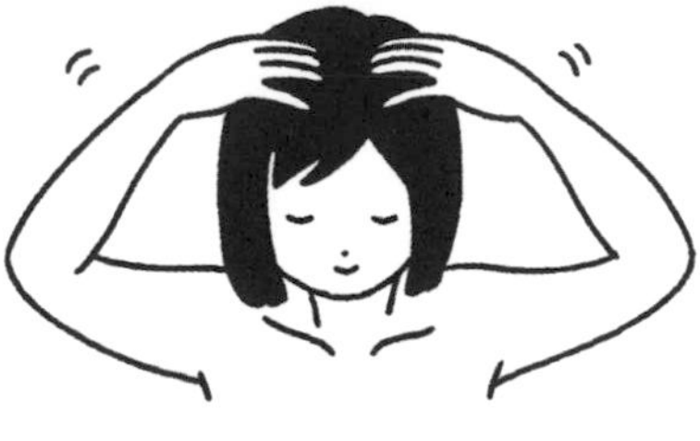

接著和平常一樣洗頭
就完成了！

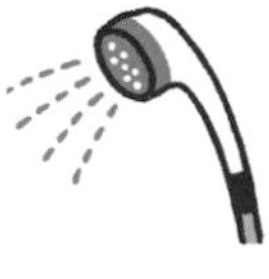

為什麼用油會比用頭皮專用清潔劑更好？

我所構思的「對頭皮溫和又有效的清潔方式」是採用百分之百天然植物油。

近年來，「頭皮保養」蔚為話題，市面上也出現了許多頭皮清潔劑。

但是一般的「頭皮清潔劑」雖然成分看起來百分之百是油，其中不少卻含有界面活性劑。

換句話說，市面上大多數的頭皮清潔劑雖然可以清除過氧化脂質，但也同時存在一些不好的作用，包括殺掉有益健康的正常菌叢，並洗去過多的皮脂。

要是採取了維持頭皮健康的行動，卻造成反效果，實在很令人扼腕。

百分之百天然植物油在方便性和沖洗後的感觸上，或許不如一般的頭皮清潔劑，但能夠用最安全的方式清除「健康養髮之敵」過氧化脂質的，還是百分之百天然的植物油。

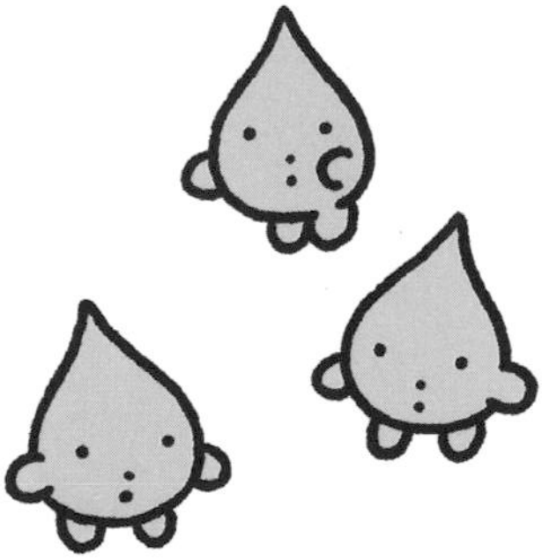

03

選擇「清潔劑」成分
對頭皮溫和的洗髮精

- 依據占整體七成的水和「清潔劑」成分來選擇洗髮精
- 盡量避免使用不透明的洗髮精
- 應避開的成分：「十二烷基硫酸●●」「十二烷基聚氧乙醚硫酸●●」「十二烷基苯磺酸鈉」
- 推薦的成分：「●●羧酸」「椰油●●」「●●牛磺酸」「●●甜菜鹼」

如何挑選對頭髮有益的洗髮精？

在挑選養髮洗髮精的時候，最重要的就是看清楚「清潔劑」的成分。

因為在洗髮精的成分中，水和清潔劑就占了大約七成。

即使剩下的三成含有少量的「●●萃取物」等有助於養髮的成分，但要是清潔劑成分本身會對頭髮或頭皮造成傷害，就不用期待它的養髮效果了。

作為清潔劑成分的界面活性劑大致可分為「高級酒精」「肥皂」「胺基酸」三種。其中，「高級酒精」就是一般我們所說的合成界面活性劑，清潔力特別強，會殺死正常菌叢並洗掉皮脂。成分標示上寫著「十二烷基硫酸●●」「十二烷基聚氧乙醚硫酸●●」「十二烷基苯磺酸鈉」的商品，用的就是「高級酒精類」的界面活性劑。

還有一個更簡單的判斷基準，「不透明」的洗髮精除了使用合成界面活性劑之外，還為了避免頭髮和肌膚乾燥而添加油。

另一方面，使用「椰油●●」「●●羧酸」「●●甜菜鹼」的洗髮精，就屬於以天然植物製成的「胺基酸類」洗髮精。而使用天然材料製成的「●●牛磺酸」刺激性也極低，雖然被分類在「高級酒精類」裡面，卻是一個例外的選項。

概略地以「質地透明的洗髮精」當作基準也可以。

含有刺激性較強的界面活性劑的洗髮精，在製造過程中為了防止脫脂，會添加油，導致質地混濁，所以要上色（絲瓜萃取物等也有效果，但同時具有會讓質地變混濁的成分）。

透明的洗髮精清潔力適中，能維持頭髮和肌膚的健康，有助於養髮。不過，有一種主成分為「烯烴磺酸鈉」的洗髮精雖然質地透明，但清潔力也偏強，須要多加留意。

如果烯烴磺酸鈉並非主成分，只做調節用，那就不成問題。請看成分標示，若它不是排在前幾項，就無須在意。

洗髮精成分的占比

就算這裡含有「●●萃取物」等等對頭髮有益的成分，重要性依然比不上占七成的基底！

約有七成是由

水＆清潔劑

所組成！

以此為依據選擇洗髮精！

推薦成分

- ●●羧酸
- 椰油●●
- ●●牛磺酸
- ●●甜菜鹼」

⇓

請確認商品成分標示的前五～六項成分

並不是所有界面活性劑都「不好」

在網路或雜誌等媒體上，經常看到「所有界面活性劑對人體都『不好』」這種說法。

但我並不認為「所有的界面活性劑都不好」。

所謂的「界面活性劑」，指的是具有連結水和油效果的物質。

要說它有哪裡不好，那就是它會使原本不會融合的物質表面變質並化合在一起，因此要是肌膚長時間接觸界面活性劑，就會使皮脂膜的性質改變，對肌膚和身體造成負擔。

據說合成界面活性劑有成百上千種，其中不少種都具有很強的脫脂力和清潔力。

特別須要留意的就是先前提過的「十二烷基硫酸●●」「十二烷基聚氧乙醚硫酸●●」「十二烷基苯磺酸鈉」。

換句話說，我認為只要清楚辨識商品的成分及其毒性高低，盡量選擇安全的商品，對養髮帶來的正面效果就會大於負面效果。

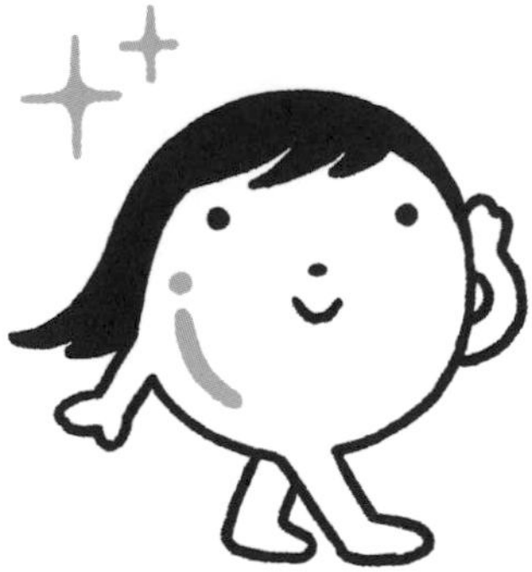

04

留意攝取「微量礦物質」

- 「微量礦物質」不足是掉髮和禿頭的一大原因
- 攝取過多加工食品是造成礦物質不足的因素之一
- 也可以透過保健食品攝取礦物質

現代人容易攝取不足的「礦物質」

想養育出堅韌的頭髮，就必須好好攝取頭髮所需的營養。其中最多人忽略、最容易缺乏的就是礦物質。

說到底，礦物質是幫助內臟功能與體內各種反應順暢運作所不可或缺的營養素。為了維持人體健康，不能缺乏的礦物質有鈣、鉀、鎂、鋅等十六種，其中鈣、鈉等屬於一天必須攝取一百毫克以上的「巨量礦物質」；而鋅、鐵等則屬於不用攝取到一百毫克的「微量礦物質」。

近年來，除了攝取巨量礦物質，一般認為，在養髮和抗老方面，「微量礦物質」更是不可或缺。肉類、魚類等動物性蛋白質食材，海苔、海帶芽、羊栖菜等海藻類，還有以海水製成的天然鹽都含有豐富的「微量礦物質」。

另外，在礦物質中，我覺得對美容特別有效的還有碘、硒、鉻、矽。我認為，缺乏這些礦物質，可能也是阻礙養髮的原因之一。

食物每經過一次加工，就會流失一部分礦物質。而且食品添加物也會阻礙礦物質的吸收，因此經常食用加工食品、零食點心、飲料、泡麵等食物的現代人，身體很容易缺乏礦物質。

忙碌的現代人若想要養髮，可以透過保健食品補充最低需求量的礦物質。於此基礎上，再盡可能地留意日常飲食。

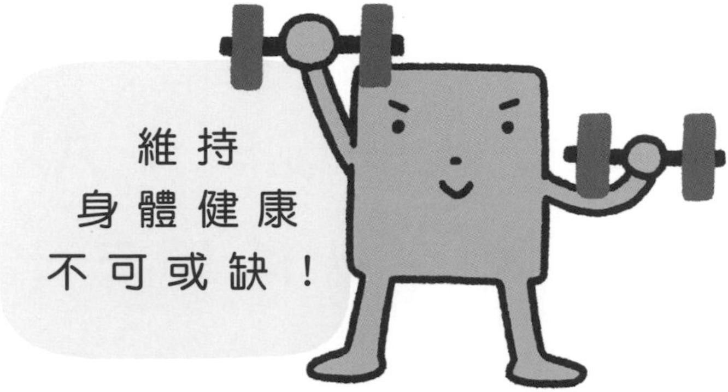
維持
身體健康
不可或缺！

巨量礦物質

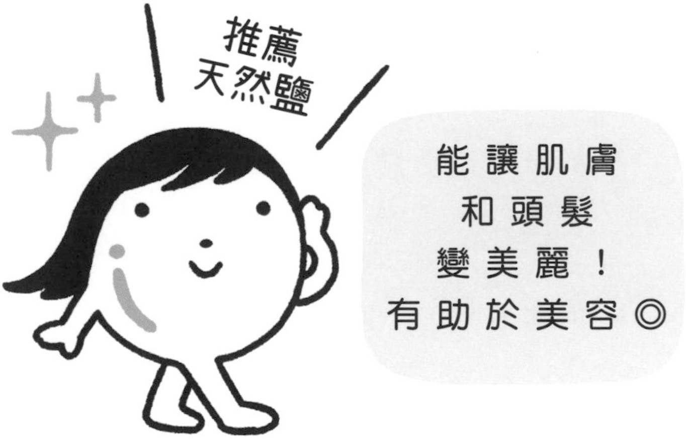
推薦
天然鹽
能讓肌膚
和頭髮
變美麗！
有助於美容◎

微量礦物質

05

男性以攝氏三十六・七度，女性以攝氏三十六・二度的體溫為目標

- 體溫若是太低，血液會無法輸送到頭頂
- 試著稍微活動一下身體，比如伸展或散步
- 悠閒泡澡，一點一點提高體溫
- 注意攝取肉桂、薑等能溫暖身體的食材

讓營養確實輸送到整個頭皮非常重要

體溫該維持在幾度對頭髮比較好？或許沒多少人想過這個問題。但是我看過許多因為體溫太低，不管多努力進行頭皮保養都無法改善頭髮狀態的人，在提高體溫後短短數個月，頭髮就逐漸長了出來。

太陽穴以上的頭皮幾乎沒有粗血管，主要只有密密麻麻的微血管分布其中。因此，要是血液循環不順暢，頭皮就會迅速陷入營養不足的狀態。

從身體新陳代謝中產生的熱，會藉由血液循環被輸送到全身。也就是說，平常體溫偏低的人血液循環容易不順暢，營養難以輸送至末端的頭皮微血管。

在生活中稍微加入一些活動

體溫至少要在攝氏三十六度以上，身體才能正常運作。而能促進新陳代謝並讓免疫力提升到最大值的健康體溫，據說是攝氏三十六到三十七度之間。

男性以至少以攝氏三十六・七度，女性至少以攝氏三十六・二度作為目標吧。最簡單的方法，就是在車站的時候以爬樓梯取代搭手扶梯，出門購物的時候以騎腳踏車代替開車，以及養成伸展的習慣等等，在每天的日常生活中刻意稍微增加身體活動。為了提升基礎代謝，可以進行深蹲之類的肌力訓練。也很推薦上床睡覺前用浴缸泡澡，讓身體慢慢暖起來，不要只是沖澡。

有些人體溫偏低、血液循環經常不順，另一方面，也有人反倒是因為體溫太高而容易掉髮。

體溫低時

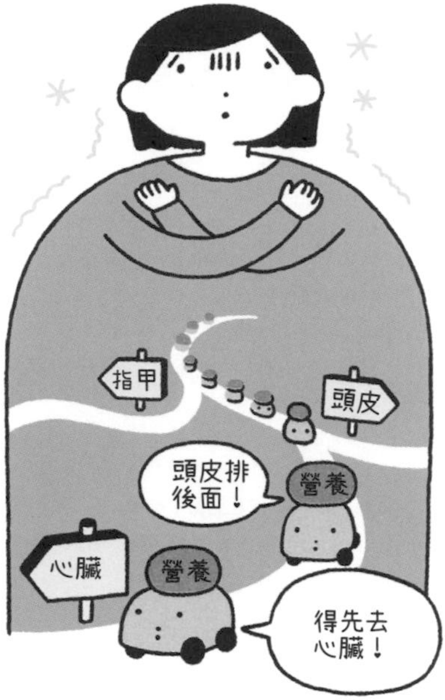
指甲
頭皮
頭皮排後面！
營養
心臟
營養
得先去心臟！

以特徵來看，高血壓、怕熱、多汗、臉總是紅通通的人身體容易發熱，就像氣溫過高時植物會乾枯一樣，許多人也會從頭頂開始掉髮。

體溫偏高的人若是食用了第六十二頁介紹的食材會導致反效果，要多加留意。

在第八十六頁起的「『你的頭皮是哪一型』核對表」中，會依照類型介紹建議的養髮保養方式。

體溫偏高的人請參照其中的「高血壓/高體溫型」，採取適合自己的保養方式。

06

從身體內部養髮的關鍵在「腎臟」

- 腎臟是「管控血液成分」的重要內臟
- 腎臟若衰弱，頭髮就會馬上營養不足
- 多補充水分，不要等到口渴才喝水
- 將鹽替換成天然鹽，不僅能顧腎，還能補充礦物質

好好保養腎臟

腎臟的功用是區分血液中身體「需要的物質」與「不需要的物質」，並把「不需要的物質」藉由尿液排出體外。

在過濾血液和製造尿液時，腎臟其實會收到體內各內臟傳來的情報，藉此精準管控血液的成分。

因此，「血液的管理者」腎臟衰弱時，血液就無法維持適當的成分，輸送「必要物質」的能力減弱，造成頭髮變細等影響。

另外，腎臟還肩負著調整血壓、使血液循環的任務，因此，當腎功能低下，流往頭皮的血流就會受阻，難以送達營養，使頭髮出現問題。

中醫將「腎」視為儲存生命能量的重要場所。

換句話說，若沒有維持「能量充足的狀態＝腎臟健康」，就無法發揮養髮的力量，造成掉髮或長白頭髮。

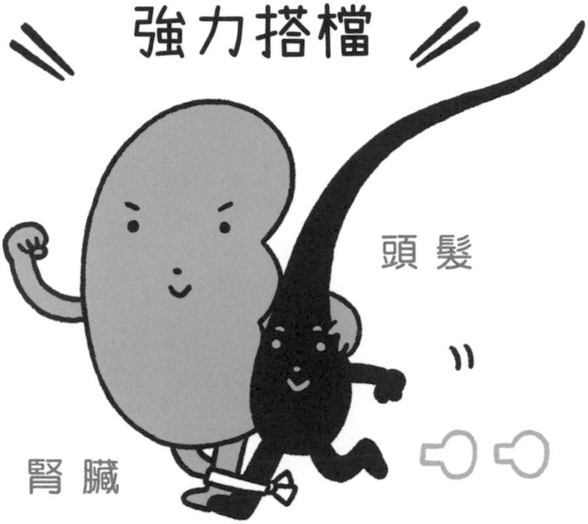

雖說如此，腎臟和腸胃等其他器官不同，我們難以查覺到腎臟的「狀態不好」。

第三章會介紹對腎臟有益的食物。保養腎臟要從日常做起，因此要隨時留意補充適度的水分、避免養成吃止痛藥等藥物的習慣、不要攝取過多精製的食鹽。改食用含有豐富礦物質的天然鹽，還能順便補充礦物質，可謂一舉兩得。

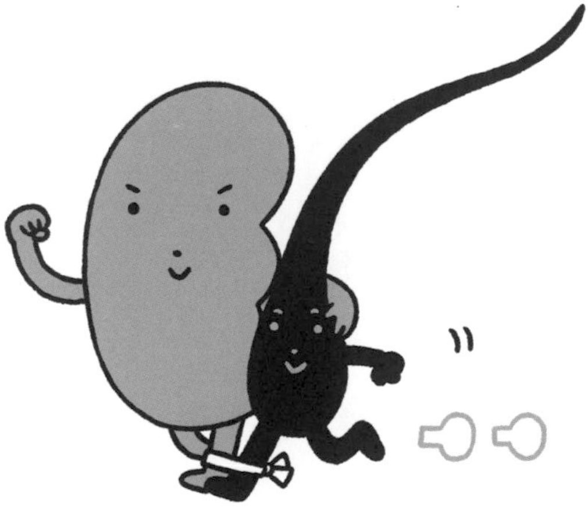

07

若「水分不足」就沒辦法製造頭髮

- 不喝水本來就是一件不自然的事
- 一天至少要喝一公升的「水」
- 咖啡和茶當成飲料享用就好
- 常溫水容易造成腹瀉，建議喝「熱開水」

為什麼只是不喝水頭髮就會變少？

我在過去的著作中也一直反覆提到「為了養髮，要多喝水」。然而，還是有很多人沒有養成「喝水」習慣，導致頭髮狀態遲遲無法改善，令人深感遺憾。實際上也經常有人問我：「為什麼只是不喝水頭髮就會變少？」

對人類來說，不喝水其實是一件非常不自然的事情。

人類的身體有超過六成是由「水」所構成，水支撐著我們的生命活動。我們不吃東西也可以存活一個月，但若是沒有喝「水」，要撐過兩、三天都不容易。在我們體內循環的血液和淋巴液主成分都是水，養髮所需的營養和氧氣都是藉由「水」來運送的。

必要的水分最好透過礦泉水等純粹的「水」來補充。

幾乎不含多餘成分的「水」不會對消化造成負擔，身體可以順暢無阻的吸收。

果汁和碳酸飲料含有大量的砂糖。

而綠茶、紅茶和咖啡則有排泄水分的作用，作為飲料品嘗味道是無妨，但不適合用來補充水分。

參考的分量為一天至少一公升。不過若是不習慣喝水，要喝到一公升會有點困難，如果是這樣，就請從五百毫升開始嘗試。

另外，要是一次喝下大量的水，水分會被身體排泄掉，所以請一次喝一百五十毫升左右的量，慢慢地補充水分。

喝常溫水會拉肚子的人，請改喝「熱開水」。

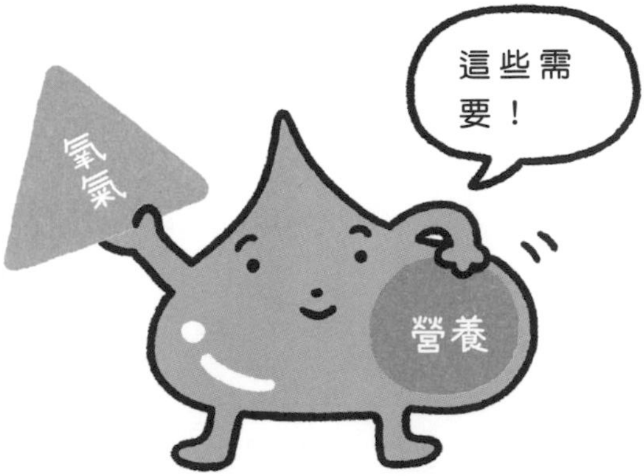
這些需要！
氧氣
營養

水會保留必要的物質

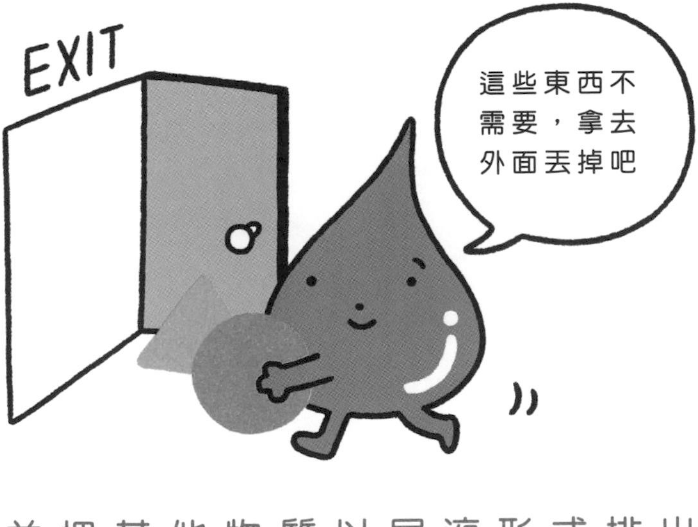
EXIT
這些東西不需要，拿去外面丟掉吧

並把其他物質以尿液形式排出

08

精神持續緊張的時候聽432Hz的音樂，提不起勁的時候聽440Hz的音樂！

- 自律神經失調是養髮的大敵！
- 音樂能透過不同的音高來改變人的情緒
- 對養髮來說最重要的，是透過音樂增加舒適愜意的時間
- 不論類別，只要是喜歡的音樂就OK

透過音樂打造出對頭髮有益的狀態

應該很多人都有過因為聽音樂而感到心情亢奮或放鬆的經驗吧。

情緒一下焦躁、一下低落，自律神經若失調，就會對養髮造成不良影響。

焦躁的時候交感神經會處於優位，使血管收縮，如此一來不僅會導致頭皮血液循環不順暢，頭髮營養不足，還會讓無法排出老廢物質的頭皮浮腫變硬。如果一直持續著緊張狀態，睡眠會變淺，延遲細胞的修復，或是造成荷爾蒙失調，打亂正常的毛髮生長週期。

另一方面，如果副交感神經太常處於優位，會使人提不起勁且情緒低落，打亂日常生活的節奏，使新陳代謝變差，阻礙毛髮的生長。

精神持續緊張的時候聽432Hz的音樂，提不起勁的時候聽440Hz的音樂轉換心情，把對頭髮的不良影響降至最小吧。

432Hz的音樂具有很好的放鬆效果，甚至被稱為「療癒的頻率」，據說

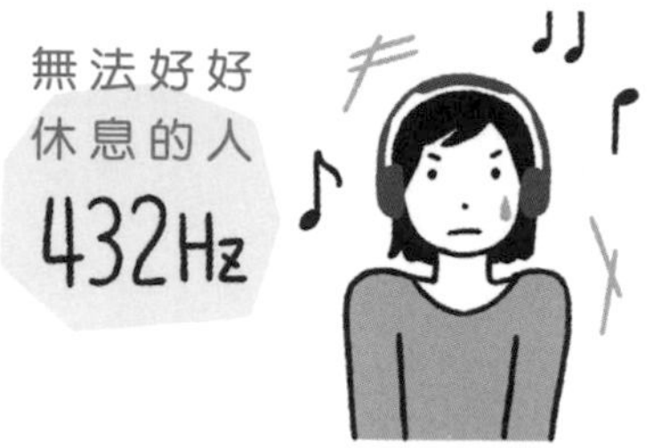

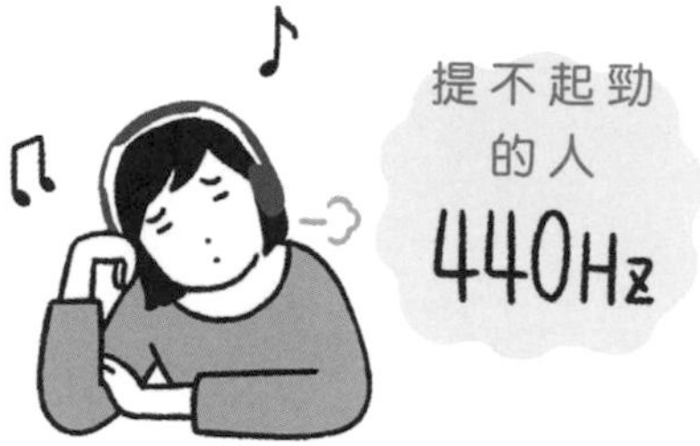

很多療癒系或民族系音樂的頻率都是432Hz。持續感到壓力的時候可以聽聽這種音樂。

另一方面，440Hz是能有效引起注意的頻率，為心情帶來刺激。在音樂界，440Hz據說是近代萬國共通的調音基本音高，像是爵士或搖滾樂等等，基本上都是440Hz。心情低落的時候就聽這種音樂，打起精神吧。

雖說如此，對養髮來說最重要的，是在一天中創造出好幾段舒服愜意的時光。根據當下的狀態，利用自己聽了會感到「舒服」的聲音來調整自律神經吧。

MINI COLUMN

圓形禿較常見於女性？

據說人類的腦可大致分為「男性腦」與「女性腦」兩種類型。

所謂的「女性腦」，就是感性與藝術感較佳的右腦型，「男性腦」則是擅長理性思考的左腦型。

其實，來找我諮詢局部掉髮的「脫髮症」的人裡面，職場女性占了壓倒性多數。在思考「為什麼」的時候，我突然想到，因為現代的商業社會是以理性思考的「男性腦」為中心在運作的。

當然，也存在著一至兩成擁有「女性腦」的男性，以及擁有「男性腦」的女性。「女性腦」能夠考慮到別人的情緒或沒說出口的心思，而擁有這種大腦的大多數女性，身邊圍繞著一群邏輯思考、冷漠處理事情的人，想必會感受到非常大的壓力吧。於是在不斷苦惱中就形成了圓形禿。

過大的壓力不僅會影響毛髮，對身體健康也不好。

不論是聽音樂、做菜、運動都好，找到一個為自己排遣壓力的方式吧。

09

吹風機是用來吹乾頭髮的，不要吹頭皮

- 髮絲在潮濕狀態下很容易受損
- 頭皮最好維持在含水量充足的狀態
- 用吹風機吹頭髮時要與頭髮平行，不要直吹頭皮
- 吹到七成乾時切換成冷風也是個好方法

要怎麼吹才能同時照顧到頭皮和髮絲？

想要保養頭髮，使用吹風機時最重要的一點就是「吹乾髮絲」但「不要一直吹頭皮」。

我曾經在以前的著作中建議大家「不要用吹風機，讓頭髮自然風乾即可，否則會讓頭皮變乾燥」。然而，近幾年發現了一件事，那就是髮絲在潮濕狀態時會比乾燥狀態時來的柔軟，要是受到摩擦或拉扯，表面的毛鱗片就會剝落或失去彈性，讓頭髮變得容易受損，於是我開始提倡用吹風機吹乾髮絲。

換句話說，若要同時照顧到頭皮與頭髮的健康，洗完頭「吹乾髮絲」但「不要一直吹頭皮」就是最好的方法。

雖說洗頭後把髮絲吹乾比較好，但考量到養髮，還是要讓頭皮維持在含水量充足的狀態。要是用吹風機的熱風直吹頭皮，頭皮會變乾燥，導致頭髮的地基不穩。

經常有人問我：「要是不好好把頭皮吹乾，不會滋生細菌嗎？」其實頭皮上多

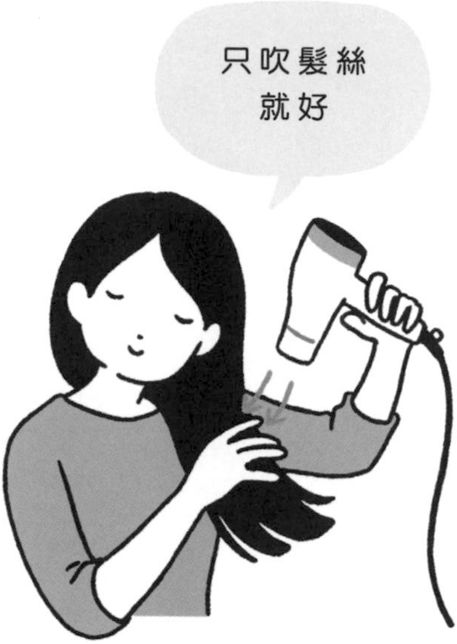

餘的水分憑藉體溫就會自然蒸發，不須要特地吹乾。

因此，使用吹風機的時候不要正對著頭皮吹，而是要順著髮流由上往下或由下往上吹，避開頭皮。

另外，吹到七成乾的時候把熱風切換成冷風，可以防止頭髮乾燥。

市面上也有搭載「頭皮專用」功能的吹風機，使用這類吹風機也是不錯的選擇。

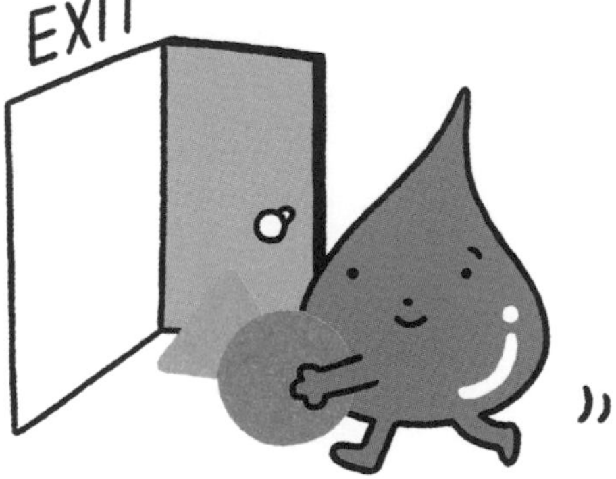
EXIT

10

整頓好地基
再使用養髮液

- 如果頭皮的狀態變好，
  養髮液的效果也會提升

- 選擇養髮液時首重「低刺激性」

- 具有保濕效果的養髮液可以軟化毛孔

不知道「該用哪一種」的時候

要是能實踐到目前為止的九個項目，「排除各種妨礙養髮的事物」「建立輸送營養的基礎」，頭皮（地基）的狀態應該會比以前好上非常多。將地基整頓到這個階段，再開始使用養髮液會更有效果。

然而，藥妝店和網路上販售的養髮液琳瑯滿目，應該有很多人不知道「該用哪一種」吧。

下一個項目會依據不同體質，介紹效果較好的養髮成分。除了有效的養髮成分之外，請選擇「對頭皮刺激性較低」以及「保濕效果好」的商品。

有頭髮問題的人中，頭皮狀態不好的人特別多，比如膚況差、皮脂失衡等等。最具代表性的高刺激性成分就是酒精。要是使用酒精萃取化妝品原料，酒精成分就容易偏多。雖說如此，有些時候不使用酒精就無法萃取出有效成分，所以含有

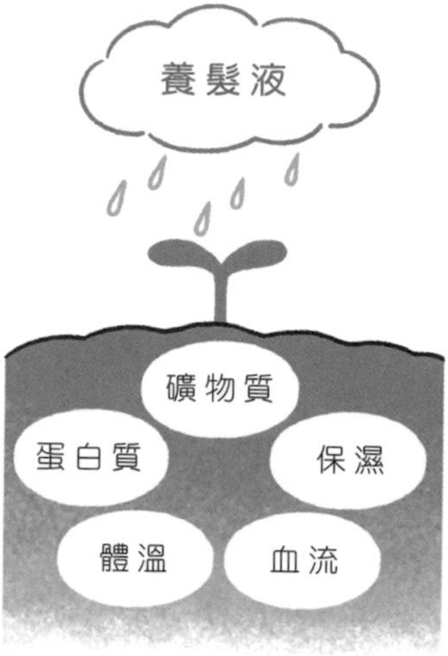

只要調整好地基，
就能養好髮

酒精的商品並非全是不好的。

頭皮沒有長過濕疹或起紅疹的人，如果想獲得有效成分的效果，也可以選用含有酒精的商品。

另外，確實做好頭皮保濕，可以提升頭皮彈性，讓緊縮的毛孔變得容易打開。

這麼一來，不僅較容易長出堅韌的頭髮，一個毛孔多長幾根頭髮的機率也會提高。

MINI COLUMN

以礦物質水打底，能提升養髮液的效果！

要培養出健康的頭髮，礦物質是不可或缺的，除了透過進食吃進體內，直接將礦物質抹在頭皮上也能發揮效果。

含有豐富礦物質的美容液不會阻礙任何種類養髮液的吸收，也不會刺激頭皮，能促進頭髮健康生長。

或許大家會想：「既然如此，養髮液為什麼不用它作為原料？」可惜的是，要是在原料裡加入礦物質，除了價格會水漲船高，還會導致沉澱和質地混濁，賣相不佳，也有可能降低商品的穩定性，因此廠商通常都不會這麼做。

可以使用以飲用水或化妝水形式販售的溫泉水，當作補充礦物質用的美容液。另外，含有海藻萃取物「海星枝管藻（小分子褐藻糖膠）」的化妝水很容易滲透進肌膚，所以也很推薦。

在使用手邊的養髮液之前，務必試著用含礦物質的水打底。

「你的頭皮是哪一型」核對表

接下來，就來更詳細地看看，不同頭皮類型和體質的人分別該選用什麼樣的養髮液，以及除了「TOP 10」外，還有哪些能有效養髮的保養方式。

請在符合自身情況的項目上打勾。打勾數量最多的，就是您現在的頭皮類型。

如果有好幾個類型打勾數量都相同，請將自己所有符合類型的建議養髮保養方式都試試看。

只要排除妨礙養髮的因素，培育出健康頭髮的機率應該就會瞬間提高許多。

體寒型

- ☐ 舌頭泛白
- ☐ 手腳冰冷
- ☐ 眼瞼內側泛白
- ☐ 腹部冰冷
- ☐ 指甲容易斷裂
- ☐ 體型看起來比實際體重還胖
- ☐ 食慾不旺盛

● 推薦的養髮護理

可能是缺乏生長頭髮不可或缺的「血」。

食用豬肉、鴨肉、鰹魚、鮪魚、沙丁魚、花蛤、胡蘿蔔、小松菜、蒜頭（少量）、黑木耳、紅棗這類能夠補血的食材，從體內補充血液原料，同時攝取薑和肉桂等食材，提高體溫。

補充礦物質也很有效。

● 推薦的養髮成分

含胡蘿蔔萃取物、地黃萃取物這類能夠提高頭皮溫度的成分。

＊地黃萃取物是以酒精萃取，因此只推薦沒有頭皮問題且非敏感肌的人使用。

缺氧型

- □ 嘴唇發紫
- □ 臉色泛白，沒有血色
- □ 容易鼻塞
- □ 鼻子偏小
- □ 患有氣喘
- □ 肌膚整體乾燥
- □ 臉容易浮腫
- □ 患有過敏性皮膚炎

● 推薦的養髮成分

「缺氧」型可能是以「肺」為主的循環機能不佳。

由於血流不順暢，請進行第一九〇頁介紹的呼吸法和伸展等等，促進血液循環。

另外，更換合適的枕頭可以增加頭部的血流量。

建議留意多攝取能製造健康血液的腰內肉和腿肉等紅肉、鰹魚等蛋白質、海帶芽和羊栖菜等海藻類，以及菠菜和花椰菜等蔬菜。

● 推薦的養髮成分

礦物質和水溶性蛋白聚醣等「保水」

成分。

＊「保水」是指該成分能保持水分。與塗抹油性物質，將水分鎖在頭皮的「保濕」不同。

老化型

- □ 指甲上有直條紋
- □ 眼睛下方有很多皺紋
- □ 肌肉量比以前少很多
- □ 感覺體力很差
- □ 經常半夜起來上廁所
- □ 睡眠時間縮短
- □ 肌膚上的斑變多
- □ 屬於高血壓或動脈硬化等生活習慣病的高危險族群

● 推薦的養髮護理

可能是因為髮根老化而導致頭髮變細或掉髮。

紫外線對頭皮老化的影響很大，請盡量避開紫外線。

另外，也建議調整生活習慣，比如多活動身體、不要晚睡、以養髮效果高的飲食取代原本的飲食。

並請積極攝取具有抗氧化作用的高麗菜芽、羽衣甘藍等蔬菜，以及草莓、李子等水果。

● 推薦的養髮成分

在頭皮保養上，可選擇能去除活性氧的海星枝管藻萃取物（小分子／海藻萃取物）、桑白皮萃取物、柿葉萃取物等。

高血壓／高體溫型

- ☐ 指甲顏色偏紅
- ☐ 指甲根部腫脹，也就是俗稱的「杵狀指」
- ☐ 出現黏膩的頭皮屑
- ☐ 酒糟肌
- ☐ 舌頭顏色偏紅
- ☐ 嘴唇顏色偏紅
- ☐ 身材矮胖
- ☐ 就算不運動，肌肉量也很多

● 推薦的養髮護理

血壓高，具有「血」較多的傾向，由於熱（潮熱）滯留在頭頂，且熱會促進乾燥，因此頭髮從髮旋周邊開始變少的可能性較高。

要多吃番茄、芹菜、小黃瓜等為身體降溫的夏季蔬菜。也很推薦豆腐。尤其在夏天的時候，要盡量少吃烤肉、油炸食品、煎餃、韭菜、大蒜、蔥、泡菜等容易讓身體燥熱的食物。

＊屬於「高血壓／高體溫型」，但手指和腳趾容易冰冷的人，請一天做三組以下介紹的運動，排掉蓄積於頭頂的熱，使熱循環到全身。

①用兩手的指尖輕輕按壓髮旋周圍約八秒，進行按摩。

②手和腳同時進行握緊再張開的「石頭布運動」八次。

＊手指和腳趾不會冰冷的人，請進行有氧運動，以汗水的形式排出熱。

● 推薦的養髮成分

請選擇當藥萃取物、西洋菜萃取物等能夠促進血液循環且散熱效果佳的成分。另外，這類型人的皮膚較容易乾燥，為了改善乾燥與保濕，使用海星枝管藻萃取物（小分子／海藻萃取物）也很有效果。

＊地黃萃取物即使是外用，也具有為冰冷的部位加溫、為蓄積熱氣的部分降溫的功效，所以對「高血壓／高體溫型」的人也很有效。不過，地黃萃取物是以酒精萃取，因此只推薦沒有頭皮問題且非敏感肌的人使用。

乾燥型

□ 指甲層狀剝離
□ 嘴唇乾燥
□ 總是感到口渴
□ 舌頭有裂紋
□ 出現乾燥的頭皮屑
□ 一整年眼屎都很多，有乾眼症
□ 細紋很多，如魚尾紋和法令紋
□ 貧血

● 推薦的養髮護理

無論如何，最重要的就是避免頭皮乾燥。

請選擇保濕效果佳的頭髮護理商品。蓮蓬頭一定要換成除氯的類型，不要讓吹風機的熱風對著頭皮吹。

使用保濕乳液也有效。

請積極食用能滋潤頭皮的秋葵、小芋頭、山藥、納豆、滑菇、蛋等食物。

● 推薦的養髮成分

請選擇保濕效果佳的水解川穀籽萃取物、水溶性蛋白聚醣、海星枝管藻萃取物（小分子／海藻萃取物）等成分。

胃熱型

- ☐ 口臭
- ☐ 背後會長濕疹
- ☐ 鼻翼兩側泛紅
- ☐ 牙齦紅腫或出血
- ☐ 喜歡喝冷飲
- ☐ 嘴唇容易乾裂
- ☐ 舌頭顏色偏黃
- ☐ 髮際線逐漸變高

● 推薦的養髮護理

「胃熱型」的熱氣容易蓄積在胃部，頭髮沿著額頭開始變少的可能性較高。

為了排解胃部的熱，要多吃番茄、芹菜、白蘿蔔等食物。最好避免食用大蒜和韭菜。另外，進行適度的運動來消除壓力並排汗也很有效。

經常喝酒的人胃部容易蓄積熱氣，建議減少飲酒。

● 推薦的養髮成分

請選擇薄荷油等具有清涼效果的成分，或是比起促進血液循環，更著重於散熱的地黃萃取物等成分。

「醫藥品」「醫藥部外品」「化妝品」有什麼不同？

日本的養髮液分為「醫藥品」「醫藥部外品」以及「化妝品」三種類別。

「醫藥品」＝用來治療及預防疾病的商品。

「醫藥部外品」＝目的並非治療，而是用來預防掉髮或養髮的商品。

「化妝品」＝維持毛髮健康的商品。

日本藥事法是這樣分類的，一般認為效果的高低是「醫藥品」＞「醫藥部外品」＞「化妝品」。不過，我在實際參與洗髮精和養髮液開發的過程中，看到了不同的一面。

「醫藥品」＝登記為醫藥品需要很大一筆費用，所以商品價格昂貴。

除了一百零三種指定標示成分以外，其他成分不用公開。

「醫藥部外品」＝登記費用比「化妝品」高，因此商品價格也不便宜。

除了一百零三種指定標示成分以外，其他成分不用公開。

「化妝品」＝登記費用低廉，能壓低商品價格。

有義務標示出所有成分。

我了解到，除了指定標示成分，其他成分無須公開的「醫藥品」和「醫藥部外品」，內含的成分有許多不透明之處。

另外，成分的濃度也並不一定是「醫藥品」＞「醫藥部外品」＞「化妝品」，有時候化妝品所含的生髮有效精華是最多的。

從過往的經驗來看，我想讓各位知道的是，並不是「醫藥品＝效果最好」「價格昂貴＝有效成分濃度高」。

我認為，只要找出自己頭髮問題的根源，並選擇含有適合自己類型的成分的商品即可，不必拘泥於藥事法的分類。

「養髮液」和「生髮水」可以一起使用嗎？

接下來要簡單說明「養髮液」和「生髮水」的差異。

「養髮液」＝醫藥部外品（分類），用於保養頭髮，防止掉髮（用途）。

「生髮水」＝醫藥品（分類），用於促使頭髮生長，防止掉髮（用途）。

這兩者是如此分類的，若非醫藥品，就不能使用「生髮」一詞。

現在在藥妝店或網路上能買到的「生髮水」，都含有在醫學上被認為具有生髮效果的「米諾地爾（Minoxidil）」成分。

「米諾地爾」屬於血管擴張劑，原本是用來治療高血壓的，但因為具有促進毛髮生長的副作用，於是被用來當作生髮水的原料。

含有「米諾地爾」的生髮水，確實能夠促使血管擴張，改善頭皮的血液循環。

但問題是，生髮效果再怎麼好，還是無法解決頭皮血液循環不佳、血管收縮這些根本的癥結點。

因此一旦停止使用，就會變回原本難以生長、養護頭髮的環境。

建議想要使用含有米諾地爾成分的「生髮水」的人，也要同時實踐「強健髮絲的習慣TOP 10」。

而養髮液和生髮水雖然成分和效用強度不同，基本上目的都是一樣的。

同時使用這兩者，也不會出現雙倍的效果。

這就和「養髮液×養髮液」或「生髮水×生髮水」是一樣的。

另外，每一種養髮液和生髮水，都不是以和其他商品同時使用為前提製造出來的，所以沒人知道同時使用會出現什麼副作用。

如果想要使用含有不同成分的養髮液和生髮水，建議錯開時期使用。

P86～91「各頭皮類型」推薦的食材

	頭皮類型					
分類	體寒	缺氧	老化	高血壓／高體溫	乾燥	胃熱
肉類	・豬肉 ・鴨肉	・腰內肉 ・腿肉				
海鮮類／海藻類	・鰹魚 ・鮪魚 ・沙丁魚 ・花蛤	・鰹魚 ・海帶芽 ・羊栖菜				
蔬菜／根莖類／豆類／菇類／水果	・胡蘿蔔 ・小松菜 ・大蒜（少量） ・薑 ・黑木耳	・菠菜 ・花椰菜	・高麗菜芽 ・羽衣甘藍 ・草莓 ・李子	・番茄 ・芹菜 ・小黃瓜 ・豆腐	・秋葵 ・小芋頭 ・山藥 ・納豆 ・滑菇	・番茄 ・芹菜 ・白蘿蔔
其他	・紅棗 ・肉桂				・蛋	

＊本書嚴選了這些作者認為有效的推薦食材。
這些僅作為挑選食材的其中一個參考，請留意飲食的營養均衡。

第2章

強健髮絲的洗髮精&按摩

把洗頭的時間變成「養髮時間」

大多數的人每天都會洗頭。

把洗頭的時間變成「養髮時間」，就能更進一步提升養髮效果！

還有很多人都認為「洗頭＝把頭髮洗乾淨」，但我認為，洗頭的時間對養髮來說是非常重要的按摩時間。

其實，我們之所以會認為「洗頭＝把頭髮洗乾淨」，是因為「一個月洗一、兩次頭髮是理所當然」的時代持續了非常之久。

據說我們日本人是自一九九〇年代後半才開始每天洗頭。

在此之前，洗頭次數少，唯一的養護方式就是頻繁地梳頭，將皮脂從頭皮梳到頭髮上。

抑制皮脂轉化成過氧化脂質並堆積於頭皮，應該有助減少頭皮刺激和減輕異味。

以前的人為了整理頭髮，經常在頭髮上抹油，所以每個月一、兩次洗頭時，會強烈的認為要「洗去油汙」，並將洗頭稱為「洗髮」。

之後進入二〇〇〇年代，人們終於弄清楚頭皮上發生了什麼事，於是開始關注頭皮養護。

據說「Shampoo」一詞的語源有可能來自印地語的「Champo（按摩）」。

各位現在應該知道頭皮按摩有多麼重要了吧？

洗頭的時候，除了洗去累積了一天的髒汙，也同時透過按摩促進頭皮血液循環，好好地養護頭髮吧。

不要對洗髮皂的造型效果抱有期待

先前提過，洗髮精依作為清潔成分的界面活性劑大致分為「高級酒精」「肥皂」「胺基酸」三種類型。

其中的「高級酒精」就是一般所說的合成界面活性劑，因此清潔力特別強，會殺死正常菌叢並洗掉皮脂。

那麼，「洗髮皂」又會對頭髮和頭皮產生什麼作用呢？

大部分洗髮皂的主成分是脂肪酸鉀（肥皂），幾乎不添加防腐劑或其他添加物，所以算是對頭皮非常溫和的清潔劑。

然而，肥皂不含讓頭髮滑順的潤絲成分，因此我經常聽到別人說，洗頭的時候頭髮磨擦力很強，手指很難插進去。

另外，要是沒有沖洗乾淨，讓皂垢留在頭髮上，吹乾後會變得粗糙，反而有可能殘留看起來像油膩頭皮屑的粉狀物質。

為了彌補這項缺點，近年來市面上出現了搭配保濕劑及油類的商品。

不過我認為，比起硫酸類洗髮精，使用洗髮皂雖然對頭皮比較安全，但最好還是不要期待它的造型效果。

按摩沒有包含在「強健髮絲的習慣TOP 10」裡面？

包含我過去的著作在內，許多養髮相關書籍都是以「頭皮按摩」為核心。

當然，透過直接觸碰頭皮來促進血液循環，對培養出強韌髮絲來說是非常重要的一點。

不過，從我至今為止遇過的各種案例來看，頭皮按摩只能算是「養髮森林中的其中一棵樹」。

「養髮森林」還需要水分循環、血液品質，以及從食物中獲得的營養等身體內部的重要元素才得以構成。

因此，我刻意將「頭皮按摩」排除在「強健髮絲的習慣TOP 10」之外來進行介紹。

當然，要是「頭皮按摩」這一棵樹枯死，森林就會出現縫隙。

不過，或許在有些人的「養髮森林」裡，是「喝水的習慣」導致這棵樹枯死了。又或者在其他人的「養髮森林」中，是「適當的體溫」使得這棵樹倒塌了。

為了讓「養髮森林」生機蓬勃、枝繁葉茂，「身體內部要素」的樹木以及「頭皮按摩」的樹木，兩者都必須適當生長才行，請大家先有這層認知。

留意「未來長出的頭髮」

「不要洗得太認真，會掉頭髮！」

應該有很多理容師和髮型師，都從在意禿頭的客人口中聽過這句話吧。就算語氣聽起來是開玩笑，也能從中感受到對方是認真覺得「就算只有一根也好，希望頭髮能留在頭皮上久一點」。

可是，洗頭時如果不確實按摩頭皮，不僅洗不掉汙垢，也無法促進血液循環，讓營養輸送至頭皮。

難得的洗頭時間，將淪為對養髮沒有任何幫助、只是在傷害頭髮和頭皮的時間。

不只是理髮廳或髮廊，在家也一樣。有不少人洗頭時害怕掉頭髮，因此只是草

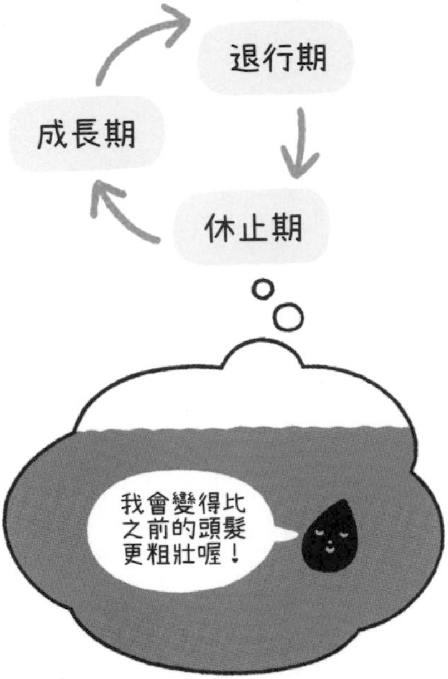

草地搓出泡沫，然後快速用水沖掉就結束了。

洗頭時間對養髮來說是非常重要的時間。

毛髮生長週期「休止期」→「生長期」→「退行期」之中的「休止期」，或是要進入「休止期」前的過渡期，掉頭髮是再自然不過的事。

倒不如說，要是沒掉頭髮，不僅會打亂正常毛髮生長週期，還會長不出新的頭髮，所以請不要害怕掉頭髮。

在洗頭時確實做好保養，為等待「生長期」的新頭髮打造出良好環境，未來就會長出粗壯又長壽的頭髮。

洗頭的水溫為「攝氏三十七到三十九度」

為了養護頭髮，千萬不要使用「過燙」或「過涼」的水來洗頭。

直接的說，對頭髮有益的水溫為攝氏三十七到三十九度。

也就是比體溫稍高，但不會感覺到「燙」的溫度。

要是比這個溫度高，就會洗掉太多皮脂。

「早上為了醒腦，都用稍燙的水沖澡。」

「為了確實洗去皮脂，都用稍燙的水洗頭。」

這麼做的人，請馬上重新調整水溫設定。

另一方面，水溫低於攝氏三十七度則過涼，沒辦法徹底洗去髒汙。

因為頭皮的皮脂腺數量是額頭和鼻子的兩倍，使用過涼的水會讓多餘的皮脂殘留在頭皮上，容易堆積過氧化脂質。

想像成清洗附著著頑固油汙的碗盤或平底鍋，或許會比較容易理解。

用熱水雖然能洗淨油汙，但手也會變乾燥，對吧？

水太涼的時候，則無法徹底洗去黏膩的油汙。

就算挑對了洗髮精，如果水溫不對，也會讓精心挑選的洗髮精效果減半。

溫度過高……

洗去過多皮脂

⇑

適當的溫度

37～39°C

⇓

溫度過低……

無法徹底洗去髒汙

最重要的是「洗兩次」

對頭髮和頭皮都有所助益的正確洗頭方式是「洗兩次」。這裡所說的「洗兩次」，不單單是洗兩次頭，徹底清潔髒汙的意思。

第一次洗頭，是為了洗掉汗水、塵埃、細菌等一整天下來的髒汙。

而第二次洗頭，則是要讓洗髮精裡的有效成分滲透進頭皮，養護頭髮。

正確的洗頭方式為以下三個步驟：

❶以溫水沖洗頭髮和整個頭皮（花大約六十秒仔細沖洗）

❷第一次洗頭（將洗髮精擠在手上，搓出泡沫，並將泡沫按壓到布滿頭皮後沖水）

❸第二次洗頭（讓洗髮精的泡沫浸潤頭皮，進行一至五分鐘於第一一四頁介紹的頭

皮按摩）

一開始要先用溫水好好沖洗頭髮和頭皮，讓頭皮暖起來，去除汗水和塵埃等水溶性汙垢之後，洗髮精會更容易起泡。

第一次洗頭時，要洗掉髮蠟、護髮素、多餘的皮脂等油溶性髒汙。此時不須要用力搓洗和按摩頭皮，將洗髮精的泡沫按壓到布滿頭皮就可以沖水了。

接著，再藉由第二次洗頭，按摩乾淨的頭皮，讓營養成分滲透進去。如果是一邊泡澡一邊按摩，或者用的是把泡沫敷在頭上就能發揮效果的洗髮精，也可以讓泡沫留在頭髮上，先洗身體。

「洗兩次頭」的方法

1 以溫水沖洗頭髮和整個頭皮

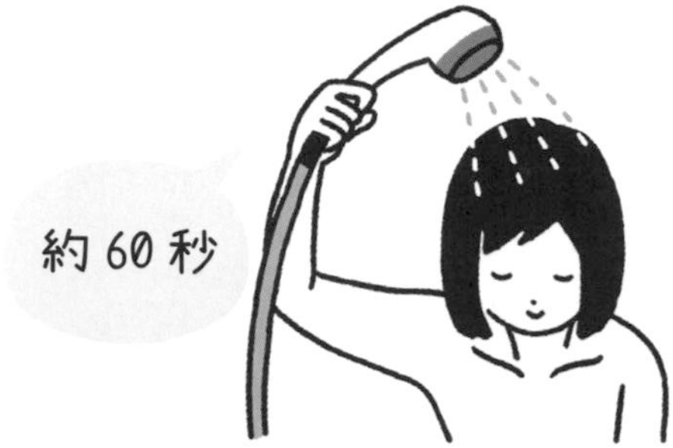

2 第一次洗頭

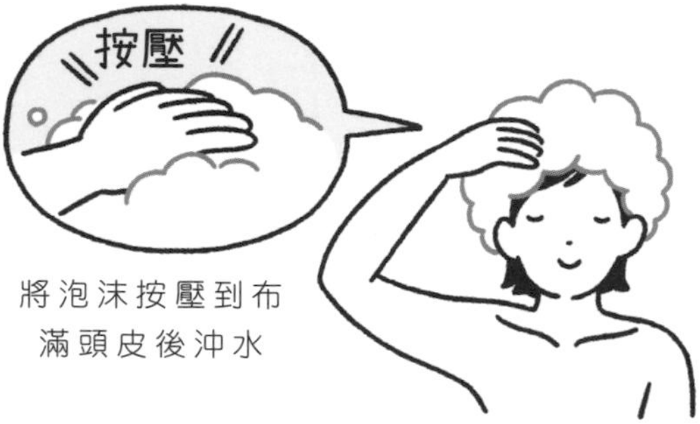

將泡沫按壓到布
滿頭皮後沖水

3 第二次洗頭

再次以按壓般的手法使泡沫浸潤頭皮，進行1～5分鐘的頭皮按摩（P114）後沖水

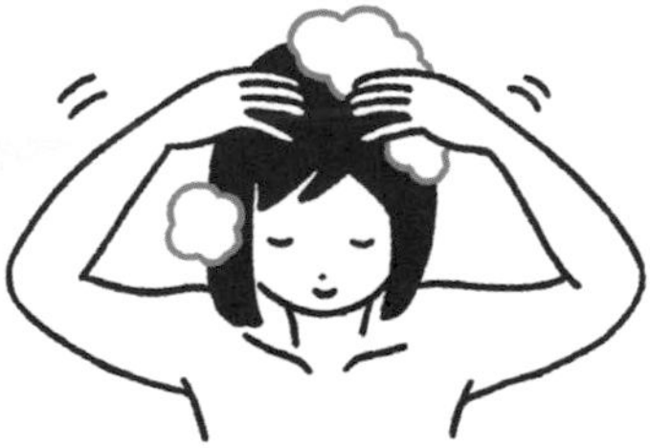

※ 只要讓泡沫浸潤頭皮，無須用力搓洗也能去除汙垢（參照P112）

MINI COLUMN

◎作者親身體驗！推薦的健髮成分

若想要將營養送給沉睡在毛囊深處的新頭髮「幼苗」，就要留意洗髮精等商品中所含有的成分。

「強健髮絲」
「軟化頭皮，促進血液循環」
「改善雄性禿」
「減少白髮」

根據目的挑選含有適當成分的商品吧。

強健髮絲的推薦成分

- 人參根萃取物
- 千金藤素（大還魂萃取物）
- 柳橙汁
- 枇杷葉萃取物
- 泛醇（泛酸衍生物）

推薦給頭皮僵硬、血液循環不佳的人

- 當藥萃取物
- 迷迭香
- 地黃萃取物
- 維生素E
- 辣椒酊
- 野山楂萃取物

推薦給雄性禿的人

- 甘草酸
- 地榆萃取液
- 米諾地爾

推薦給有白頭髮的人

- 明日葉／莖萃取物

「請問還有哪裡須要加強嗎？」用力搓洗是不行的

來找我諮詢養髮問題的人，洗頭方式大多都是錯的。

他們通常在第一次和第二次洗頭時，都會用力搓洗頭皮。

但是以手指用力搓洗，不僅會洗去過多的皮脂，還容易讓頭皮受傷。當皮脂太少，變乾燥的頭皮就會發癢。此時若誤以為是「髒汙沒有洗乾淨」而更加用力地搓洗，會使頭皮狀態惡化。

其實，洗髮精內含有的界面活性劑具有一種性質，那就是只要好好搓出泡沫並使之緊緊貼附在頭皮上，「泡沫就會吸附髒汙」。

因此，不要直接將洗髮精沾在頭髮上，擠在手上並搓揉起泡後，再均勻地塗抹於頭部，以像是在按壓泡沫般的手法清洗頭皮，這一點非常重要。

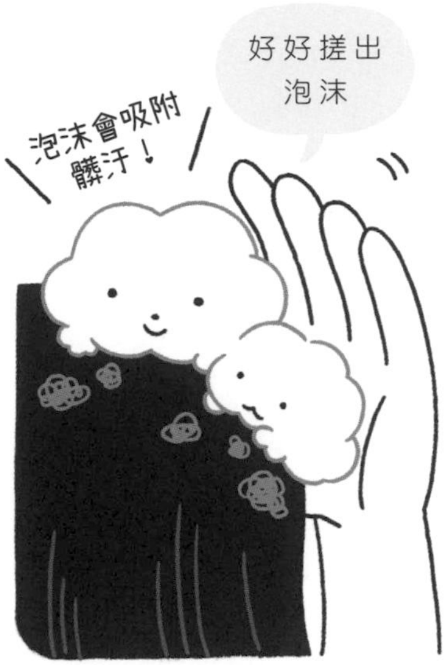

我認為，髮廊那種用力搓洗的洗頭方式，是為了要讓客人覺得「髮廊用自己無法做到的程度幫我仔細地洗了頭！」而提供的服務。

「請問還有哪裡須要加強嗎？」如果只是一個月一、兩次，在髮廊給人用這種過度搓洗的方式洗頭是沒什麼問題，應該也無須擔心掉頭髮。

可是，若在家裡每天這樣用力搓洗，對於健髮來說絕對不是最好的洗頭方式，請各位先有這層認知。

有效的頭皮按摩

以下我要告訴各位在第二次洗頭時進行按摩的最大重點。

❶將雙手大拇指根部的凸起處（大魚際）按住耳朵上方的顳肌。

❷雙手按住，往頭頂方向推四到五次，放鬆「顳肌」。

此時，如果用手腕（手掌根部的凸起處）會比大拇指根部的凸起處（大魚際）更好出力，就用自己覺得較好出力的那邊吧。

❸雙手的指腹也按住額肌和枕肌（以及枕下肌群）往上推，進行按摩。

放鬆完這些肌肉，接著按住位於頂端的帽狀腱膜往頭頂推。也有人是雙手交疊比較好施力。採用哪一種方式都可以。

放鬆肌肉，
改善血液循環！

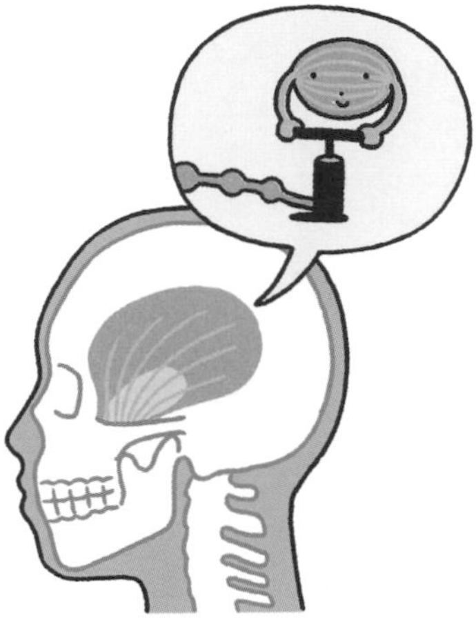

頭部的肌肉和筋膜不僅要支撐據說重達五公斤的頭部，還不像手腳的肌肉那樣可以自由活動，因此會比想像中還容易僵硬，血液循環也容易不順暢。現代人使用電腦或看手機之類的姿勢，特別容易使支撐著沉重頭部、位於脖子與頭連接處的枕肌（以及枕下肌群）感到疲勞。

進行放鬆枕肌（以及枕下肌群）的按摩，能軟化頭皮，促進血液循環。

而且，把受到重力拉扯而縮小的毛孔往上推，還能獲得更容易代謝多餘皮脂的好處。

護髮素不要碰到肌膚

洗髮精是給頭皮用的，而潤髮乳和護髮素是給頭髮用的。既然要學習對養髮有益的正確洗頭方式，就要先有這層認知。

潤髮乳和護髮素的功用，是在用洗髮精洗去頭皮與頭髮的髒汙後，以油性成分包覆頭髮表面，形成薄膜，讓髮絲變滑順。要是抹到頭皮，油會堵塞毛孔，造成問題。潤髮乳和護髮素是用來「調整髮絲狀態」的，所以請不要碰到頭皮。

潤髮乳和護髮素要在洗完頭後，從不會碰到頭皮的位置，往容易受損的髮尾部分塗抹。

不過，市面上有不少商品標示其含有益頭皮的成分或可用於頭皮，使用前請

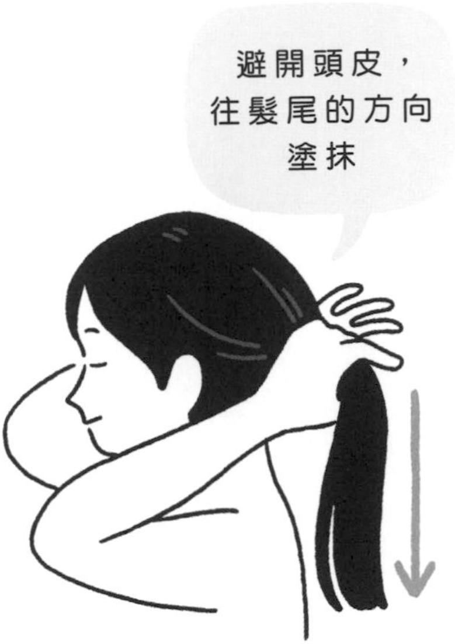

先確認成分和功效。

另外，最近市面上也有很多洗完頭並以毛巾擦乾髮絲後再使用的免沖洗護髮素。

免沖洗護髮素和其他在洗頭後使用的商品一樣，具有修復受損髮絲的效果，有的還能保護頭髮免於吹風機熱風或紫外線的傷害，可根據自己的頭髮狀態使用。

與其用「清水洗頭」，不如用洗髮粉

有些人會認為，既然不要洗掉過多皮脂才是對頭皮有益的，「那乾脆不要使用洗髮精，用清水洗頭就好了吧？」

然而，我認為能靠「清水洗頭」獲得養髮效果的人是少之又少。因為只靠清水洗頭，會使沒洗乾淨的髒汙和氧化的皮脂不斷累積。

過去因為用錯洗髮精或用錯方式洗頭導致頭皮受損的人，可以採用「清水洗頭」的方式一段時間，讓頭皮恢復健康。

不過，與其持續採用「清水洗頭」的方式，我更推薦使用「PULA式洗髮粉」。

製作「洗髮粉」的材料可從超市或網購取得，是養髮效果很好的自製洗髮用品。

製作洗髮粉，只需要「玉米澱粉」「薏仁粉」「小蘇打粉」三種材料。以及一個用來裝熱水或醬料的塑膠容器。

洗髮粉一次的用量和製作方法如下所示。

- 玉米澱粉（三小匙＝十五ml）　＊化妝品用（食用級也可以）
- 薏仁粉（一小匙＝五ml）　＊未經烘炒的
- 小蘇打粉（一小撮以上。擔心頭髮扁塌的人可以用多一點）　＊食用級
- 熱水（三十ml）

↓把所有材料放進容器，搖晃至混合均勻（感覺稍微有一點黏性就代表完成了）

上述分量是以短髮男性為基準。中長髮、長髮的人請使用兩倍或三倍的分量。

關於洗髮粉的使用方式，請參考第一二二頁的說明。

這種洗髮用品最大的特徵，就是在幫助頭皮保濕，保留適度的皮脂的同時，也能去除頑固的氧化皮脂。再加上只使用天然成分，能藉由適中的清潔力和營養來整頓頭皮環境。

也很推薦「不管用哪一種洗髮精都會癢」這種對界面活性劑過敏的人使用。

使用上可以洗髮粉取代一般的洗髮精，或是繼續使用市售洗髮精，但一週用幾次洗髮粉作為「特別保養」。

洗髮粉的製作方法

要準備的東西（一次用量）

玉米澱粉

- 3 小匙＝15ml

※ 化妝品用（食用級也可以）

薏仁粉

- 1 小匙＝5ml

※ 未經烘炒的

小蘇打粉

- 一小撮以上。擔心頭髮扁塌的人可以用多一點）

※ 食用級

熱水

- 30ml

裝醬料之類的「塑膠容器」

↓

1. 將玉米澱粉、薏仁粉、小蘇打粉放入容器
2. 加入熱水，搖晃到均勻混合，直到稍微產生一點黏性！

洗髮粉的使用方法

1

用 37 ～ 39°C 的熱水沖洗頭髮與頭皮 90 秒（用熱水徹底洗掉汙垢和細菌）。

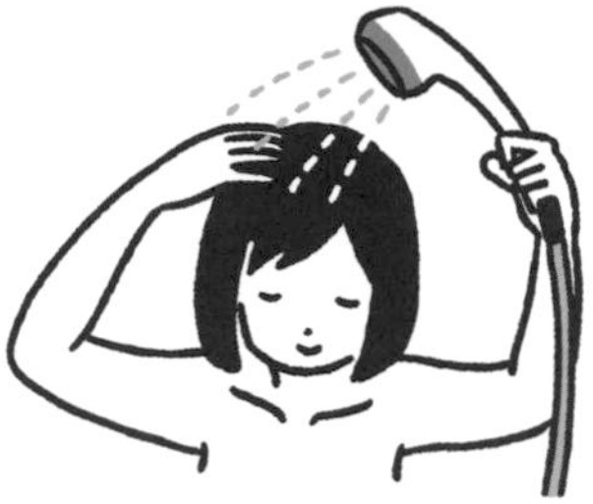

＊如果有使用造型品，在使用洗髮粉之前，請先用液體洗髮精洗一遍。

2

將洗髮粉以頭頂為中心往外推開。

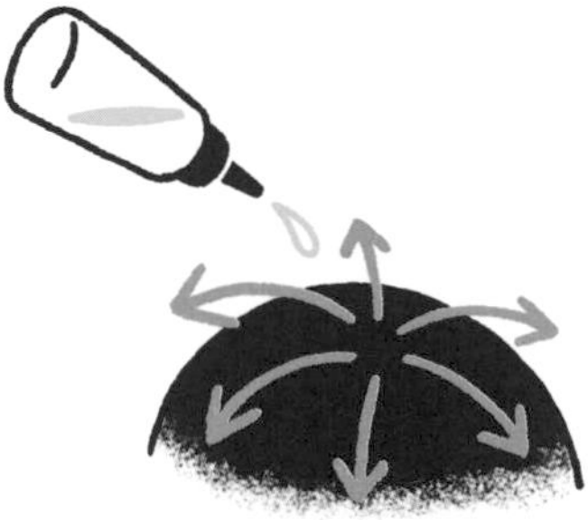

3

讓洗髮粉浸潤整個頭皮，進行 P114 的頭皮按摩。

4

慢慢沖掉洗髮粉，用臉盆接住水。

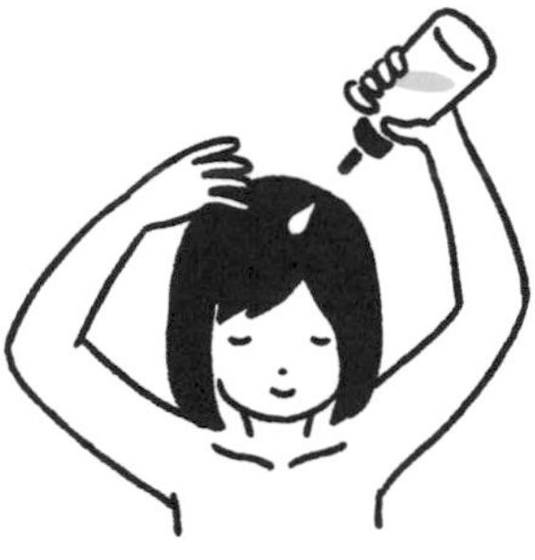

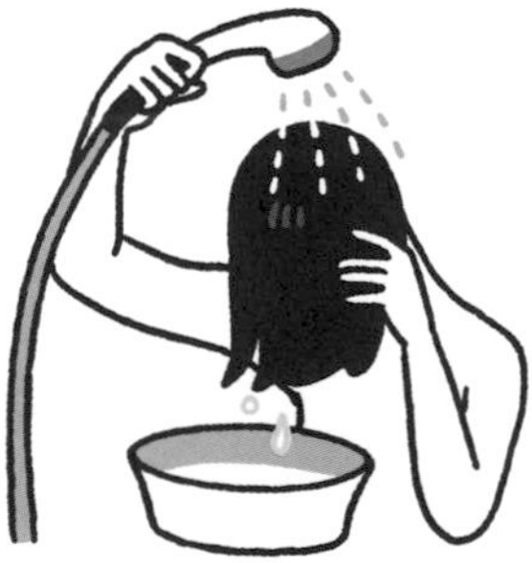

5

以杯子盛起臉盆裡的水，並倒在頭髮上 4、5 次（讓洗髮粉的營養徹底送到整個頭皮）。

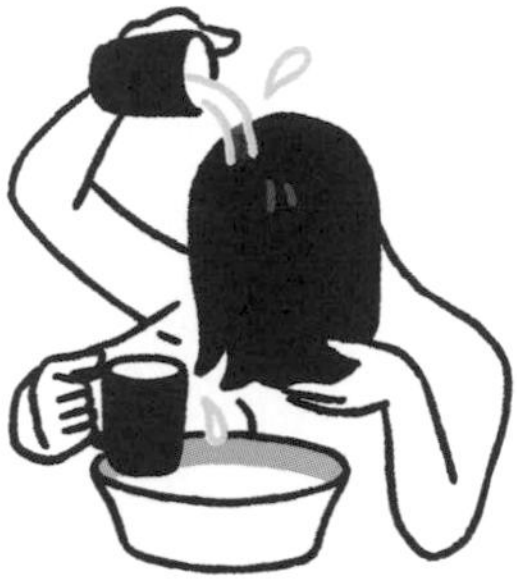

6

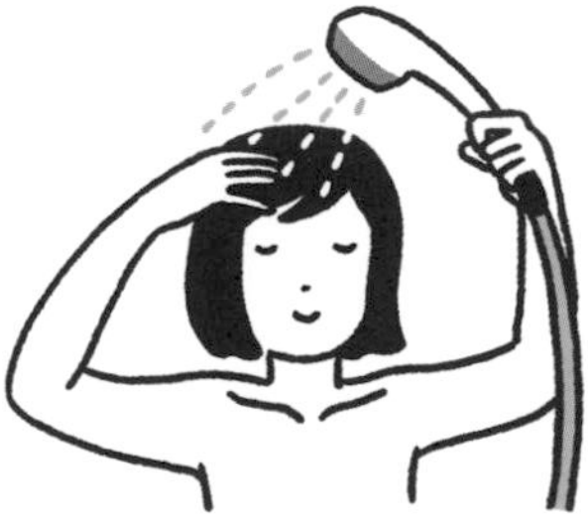

淋浴 90 秒，沖掉洗髮粉（無須使用潤髮乳。如果很在意髮絲毛躁，在髮尾用一點即可）。

「玉米澱粉」的粒子可以去除阻塞毛孔的皮脂汙垢；「薏仁粉」能為頭皮保濕，抑制多餘皮脂的分泌。再利用「小蘇打粉」的皮脂分解效果，一點一點去除附著於毛孔的汙垢。

＊敷油髮膜之後，使用洗髮粉不足以清除油脂，請使用液體洗髮精。
＊若有使用厚重的造型品，第一次洗頭時請用液體洗髮精，第二次再用洗髮粉。
＊流很多汗的日子請依照自己的狀態進行調整，比如說第一次洗頭時使用液體洗髮精等等。

各類型按摩方法

*所有的按摩都是一次一分鐘，一天做三次即可。只要在感覺「舒服」的範圍內反覆按摩，頭皮就會變得健康許多。

經常因為壓力而感到緊張的人

放鬆顳肌的「鬢角按摩」

經常從該做的事或工作中感到壓力的人，會在不知不覺中咬緊牙關。導致咬肌以及相連的顳肌僵固，阻礙頭皮的血液循環，顳肌緊繃。

壓力大的人除了洗頭時的按摩，還要用大拇指指腹以繞圈方式按壓戴眼鏡時鏡腳與鬢角的交會處。放鬆鬢角處的肌肉，可以促進「顳肌靜脈」的血液循環，請在零碎的時間空檔試著做做看。

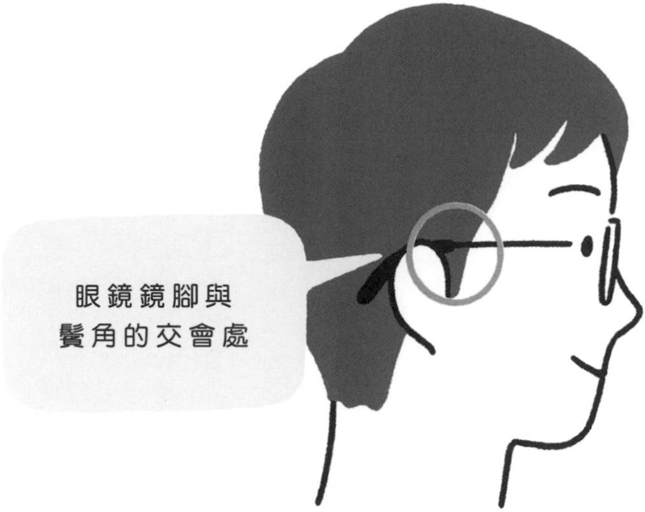
眼鏡鏡腳與
鬢角的交會處

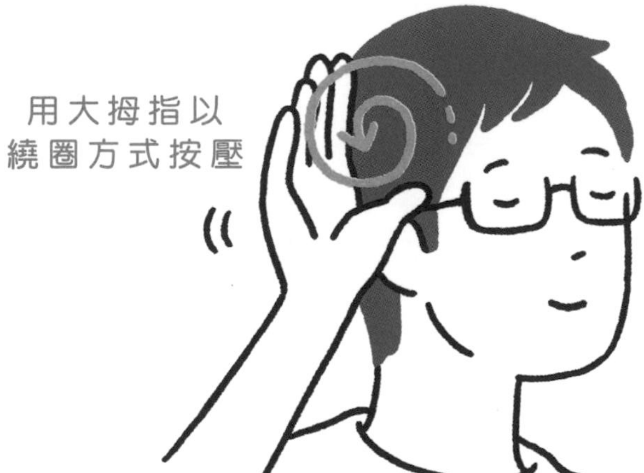
用大拇指以
繞圈方式按壓

舒緩視神經的「眼睛疲勞按摩」

造成現代人「頭皮僵化（血液循環不順暢）」的另一大原因就是眼睛疲勞。

長時間盯著手機或電腦畫面，會使得眼睛周邊的眼輪匝肌容易緊繃。眼輪匝肌與顳肌、額肌是藉由筋膜相連在一起，所以若是放任眼睛疲勞不管，會拉扯到頭皮，使頭皮僵化。

要是受到僵硬眼輪匝肌的拉扯，首當其衝的額頭髮際線血液循環就會變差。也就是說，容易形成「M型禿」（這裡的M型禿，是指非由雄性禿引起的M型禿）。

將鬢角附近的肌肉往頭部方向輕柔地按摩，不僅能緩解眼輪匝肌的緊繃，還能對累積疲勞的視神經發揮作用。另外，鬢角處也有許多能舒緩眼睛疲勞、放鬆眼輪匝肌的穴道，請各位務必在舒服的範圍內嘗試看看。

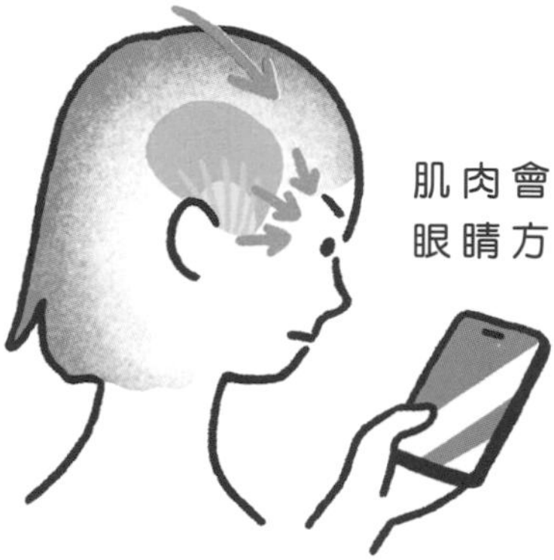
肌肉會被扯往
眼睛方向

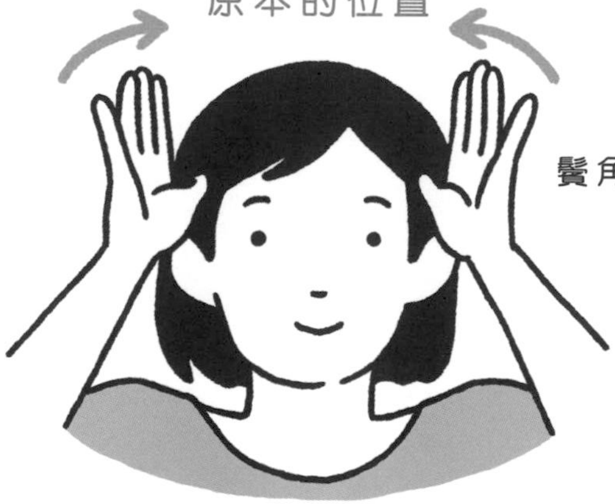
讓肌肉回到
原本的位置
鬢角附近

不須要用手出力的「啊咿嗚欸喔按摩」

「啊咿嗚欸喔按摩」能迅速放鬆臉部和頭皮緊繃的肌肉，使血液輸送至整個頭皮，有效保持頭皮彈性。「啊咿嗚欸喔按摩」只要坐在椅子上並利用桌子進行即可，做起來很簡單。

與洗頭時的按摩一樣，用雙手大拇指按壓位於耳朵上方的「顳肌」。將手肘撐在桌上，手部位置維持不動，就這樣讓頭部往下壓。如此一來，手和手臂不用出什麼力，就能藉由適中的壓力將顳肌往上推。

把顳肌往上推時，大大地張開嘴巴說「啊、咿、嗚、欸、喔」。

大多數的表情肌都是以嘴巴周圍的口輪匝肌為起點，放射狀往外延伸，因此張開並大幅活動嘴巴，可以刺激到整個臉部肌肉，促進相連的顳肌、額肌等處的血液循環，保持頭皮的彈性。

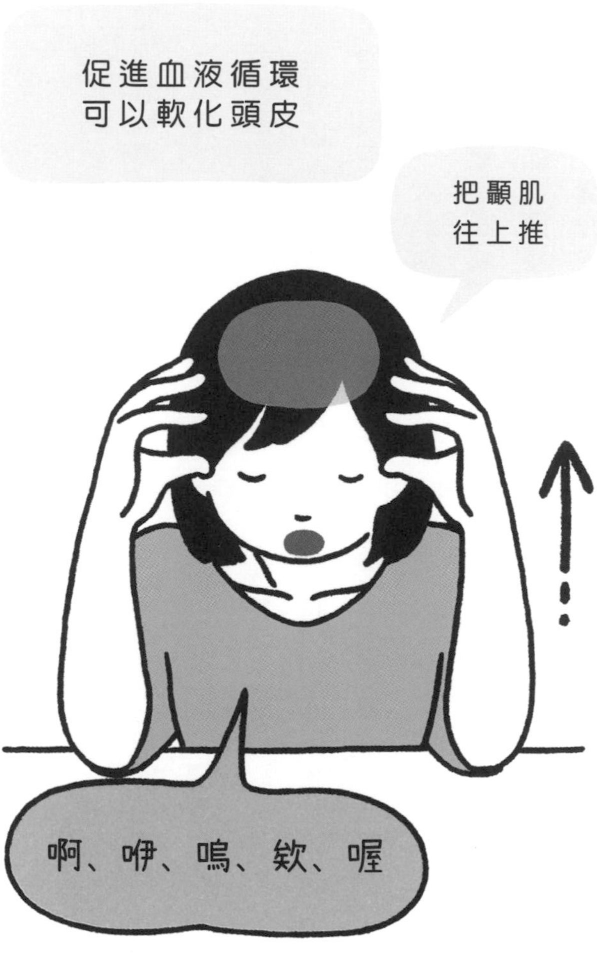
促進血液循環
可以軟化頭皮
把顳肌
往上推
啊、咿、嗚、欸、喔

促進頭皮血液循環的「三十秒轉脖子」

用力送出血液的心臟，僅藉由通過頸部的血管與頭部相連。因此，當頸部僵硬壓迫到血管，送往頭皮的血流就會不順暢。

根據我豐富的養髮諮詢經驗來看，患有脫髮症或從耳朵周邊開始禿頭的人，脖子大多都硬梆梆的。

另外，頸部嚴重僵硬的人，會頻繁地出現沒有感冒症狀的低燒。我自己也曾有過低燒的經驗，以前也是受脫髮症所苦的其中一人。

要有效舒緩頸部僵硬，就要利用頭的重量好好伸展頸部的肌肉。用三十秒的時間，慢慢地將脖子旋轉一圈吧。

順時針轉完後，就換成逆時針轉，兩個方向都要做。

另外，頸部容易僵硬的人請參考第一八六頁介紹的枕頭選擇方式，更換適合自己的枕頭也很有效。而泡澡的時候也可以將脖子以下都泡進水中，以促進血液循環。

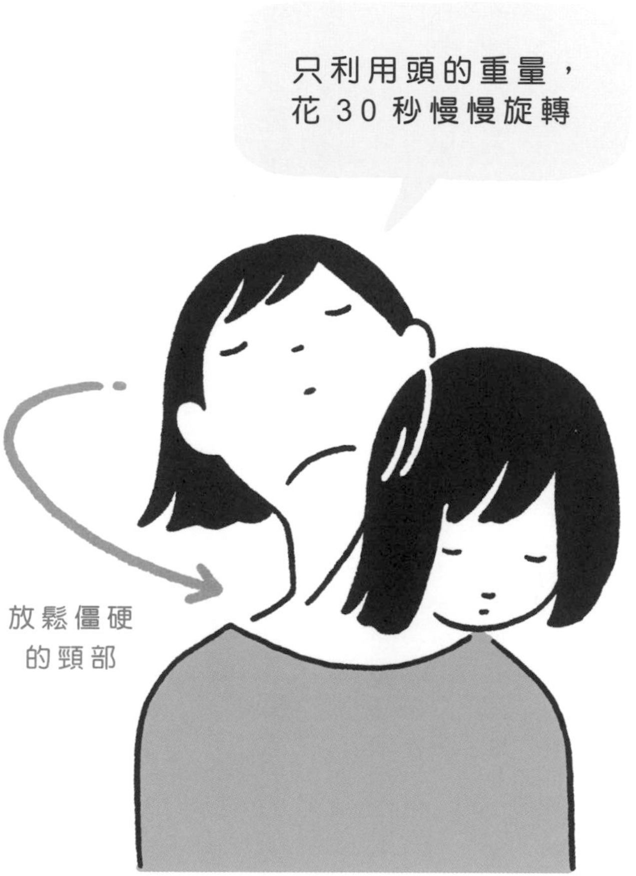
只利用頭的重量，
花 30 秒慢慢旋轉
放鬆僵硬
的頸部

所有類型

舒緩僵硬的頸部「頸部放鬆」

現代人因為要看電腦或手機，所以脖子一整天經常都處於前傾的狀態。

要是後頸僵硬緊繃，藉由血液輸送給頭髮生長所需的營養供給就會受阻。

推薦所有每天都得接觸電腦、手機、遊戲等等的人，進行這項「頸部放鬆」。

❶雙手交疊於頭部後方

緩緩讓頭往後倒，用手支撐頭部的重量三十秒，放鬆頭部肌肉。

❷坐在椅子上，手肘撐在桌子上，雙手交握。

將下巴倚靠在大拇指上，放掉頸部的力氣。

維持此動作三十秒，讓頸部前側放鬆。

① 雙手交疊在頭部後方

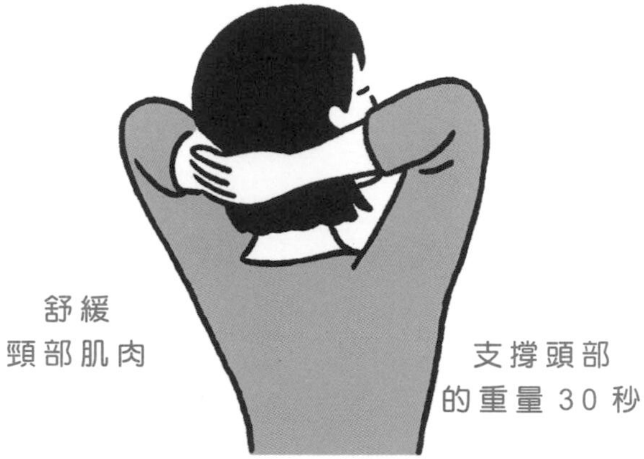

② 手肘撐在桌子上，雙手交握

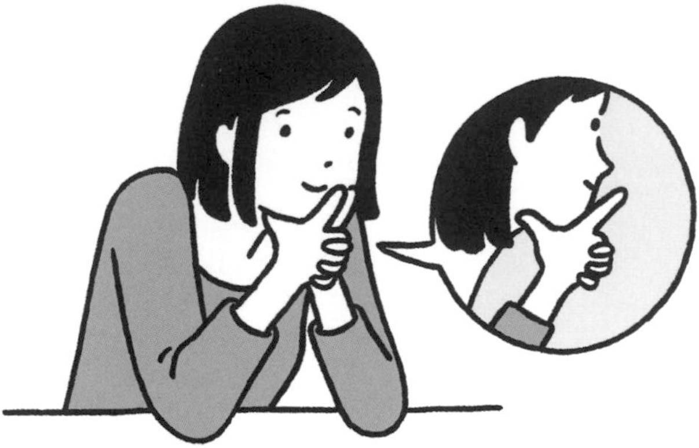

將下巴倚靠在大拇指上，
放掉力氣 30 秒

用梳子「輕敲頭皮」對養髮有幫助嗎？

很久之前曾有人說，採用「用梳子輕敲頭皮」的按摩法，更能有效發揮養髮液的效果。因此，有不少人都會「用梳子敲打自己在意的頭皮區域」，尤其是男性。而女性則可能是因為美容雜誌等媒體推薦大家用梳子按摩穴道或梳頭的關係，許多人都很勤奮地梳頭髮。

對刺激頭皮與促進血液循環而言，這些都不是壞事。

不過，根據梳子的選擇和力道，這些行為有可能傷害到頭皮，或造成反效果。另外，光是敲打頭頂，受到僵硬的顳肌、枕肌以及重力拉扯的頭皮還是會處在緊繃狀態。

按摩還是盡量用自己的雙手，並以正確方式進行，效果才會好。

如果要梳頭，請避免使用梳齒尖銳或刷毛堅硬的梳子。

梳齒尖端圓潤的氣墊梳很有彈性，很適合用來按摩。

過去一般認為用豬鬃毛等獸毛製成的梳子比較好，但考量到衛生層面，選擇具有彈性、能適度彎曲的尼龍材質應該會更好。

在洗頭頻率很低的時代，梳頭髮有著將皮脂梳到髮絲上的功用。

可是，對於現代每天洗頭，並使用油髮膜去除過氧化脂質的人來說，梳頭髮幾乎只剩下梳開打結髮絲的功用了。

然而近年來，市面上出現了在洗頭時使用的高品質梳子。

尤其是在敷過油髮膜後洗頭時使用，去除毛孔汙垢的效果非常好，在意頭皮異味的人值得一試。

第 3 章

強健髮絲的飲食

頭髮的材料要從食物中攝取

從食物中攝取到的營養，會成為頭髮的材料。

我曾看過有諮詢者用盡各種從外部改善的手段，卻遲遲無法看見養髮的成效，所以對這件事深有感觸。

而過去的飲食生活實在「太傷害頭髮」的人，光是改變飲食內容和進食方式，頭髮狀態就獲得驚人的改善，這樣的案例反倒不只一、兩個。

從飲食中攝取的營養素會從細胞開始活化全身，為我們培養出強健的頭髮！

雖說如此，也無須完全採取本書介紹的「強健髮絲的飲食」。

首先，下一頁將會介紹對頭髮有害的「一定要改掉的飲食習慣TOP3」。
如果看到符合自己狀況的部分，請盡可能避免或減少。

先做到這一點，再開始一點一點實踐「強健髮絲的飲食」中提到的內容。
如果可以，請從覺得自己「沒做到」的部分開始實行。
如此一來就能補足缺乏的部分，整頓體內環境，培育出更強健的髮絲。

對頭髮有害、「一定要改掉的飲食習慣TOP 3」

①極端的減肥

舉例來說，從「生髮」的觀點來看，不建議各位採取完全不吃碳水化合物的極端減肥法。

我們一天吃三餐，並不是單純為了補充必要的營養和能量而已。提高體溫可以緩和血糖值的上升速度，在固定的時間進食也有調整自律神經平衡的效果。這些對養髮都非常重要。最近一六八斷食法蔚為流行，採取這種飲食法時，藉由液體攝取營養對頭髮來說是非常重要的。

②只吃加工食品（外食或便利商店便當）

我們的身體機能非常優秀，連原本不存在於「食物」中的防腐劑和添加物都能代謝掉。

但是，即食食品、料理包、加工食品中含有的大量「異物」，不僅會對身體造成莫大的負擔，為了代謝它們，還會浪費掉頭髮生長所需的營養。忙碌的時候，吃這些方便又快速的食品也是沒辦法的事。但是考量到養髮，最好還是盡量減少吃這些東西的次數。

③只在乎熱量

因為在意熱量，所以只吃甜麵包不吃肉或魚，這種情況在女性身上特別常見。或許體重是減輕了，但因為營養不足，連頭髮也跟著變細。

另外，也有不少人過度在意熱量而食用標榜「零卡」或「減肥●●」的飲料或零食。

然而，「零卡」食物中所使用的人工甜味劑對身體來說屬於異物，會為強健髮絲的重要器官「腎臟」和「肝臟」帶來莫大的負擔。而且，食品添加物還有可能會使體溫降低。

別被熱量所迷惑，將關注焦點放在給頭髮的營養上吧。

少吃義大利麵或拉麵，增加吃「簡餐」的次數

從「養髮」層面來思考，建議減少吃義大利麵或拉麵的次數，多吃簡餐。義大利麵和拉麵是能夠輕鬆解決一餐的代表餐點，但是很容易營養不均衡。

首先，作為頭髮原料的蛋白質就極度地不足，而且以麵條為主的餐點也容易缺乏維生素和礦物質。如果是簡餐類就會有白飯、肉類或魚類主菜、燉煮青菜或生菜沙拉，以及湯品，比較容易一次攝取到「碳水化合物」「脂質」「蛋白質」「礦物質」「維生素」這五大營養素。進食的時候，如果一心想著「頭髮需要蛋白質！」而拚命地光吃蛋白質，卻沒有攝取碳水化合物、脂質、維生素、礦物質等各種營養素，就沒辦法徹底發揮每一種營養素的功效。換句話說，即使擁有製造頭髮的材料，沒有組裝（製作）頭髮的工具或器材，也只是白白浪費那些材料。

男性經常重複吃著牛肉蓋飯、豬肉蓋飯、拉麵等相同的餐點，請留意要搭配副餐，或選擇包含配菜的套餐。

另一方面，許多女性以為「吃蔬菜就是健康！」但是為了頭髮著想，也要吃肉類或魚類。

「飲食均衡」這句話雖然是老生常談，但這一點對於健康和養髮都是非常重要的。

吃了會讓人感到口渴的食物含鹽量過高！注意不要吃太多！

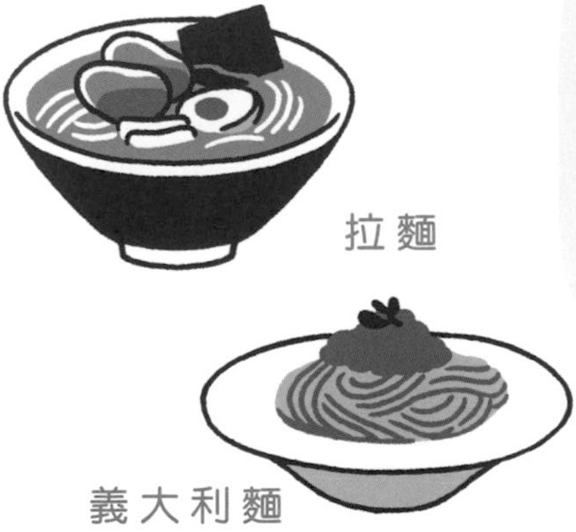

蛋白質不足就無法製造頭髮

頭髮主要是由一種名為「角蛋白」的蛋白質所構成。

「我想要養髮！」如果你這麼想，就必須從飲食中攝取蛋白質作為材料。蛋白質同時也是血液的材料，所以若沒有攝取足夠的蛋白質，血液的品質就會劣化，進而對頭髮的生長造成不良影響。

每人每天需要的蛋白質量，一般來說是「體重×〇・八公克」。但是，日本人很容易蛋白質攝取不足，尤其是女性，因此若想要養髮，建議以「體重×一・〇公克」為基準。如果是體重五十公斤的女性，要攝取的量就是「五十×一・〇公克＝五十公克」。

這裡要請各位留意的是，「食物的公克數並不等於蛋白質的量」。換句話說，即便吃了五十克的雞肉或豆腐，也不代表攝取到五十公克蛋白質。以下提供幾種食物一百公克中含有的蛋白質量給各位參考：「牛腿肉為二十一・二公克、雞蛋為十二・三公克、納豆為十六・五公克、加工乳酪為二十二・七公克」。

假設一天要攝取五十公克蛋白質，以一日三餐來考量，一餐至少要有十六・七公克才行。這也就代表，若沒有每餐都吃一些含有蛋白質的食物，是無法達到目標值的。

體溫偏低的人消化所需的能量不足，要是勉強自己吃肉，有可能會拉肚子，這種時候就改吃豆類、魚類、起司或優格等食物來攝取蛋白質吧。

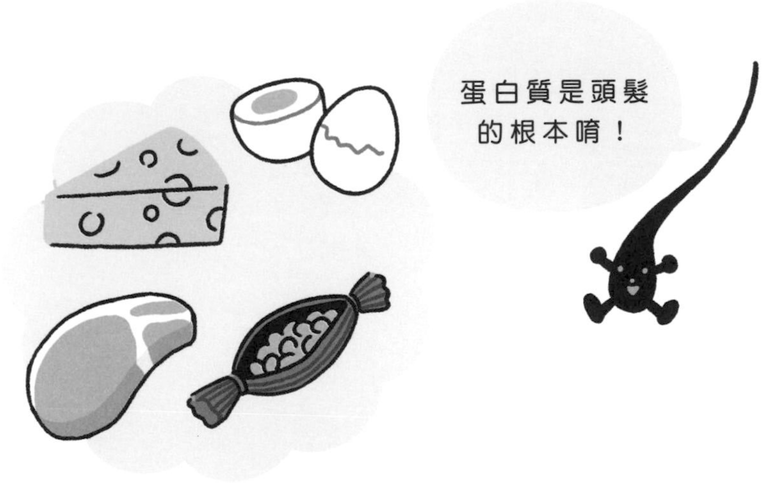

「可以整隻吃掉的小魚和青背魚的脂肪」對頭髮有益

脂質不僅是能量來源，同時也是養髮不可或缺的荷爾蒙和細胞膜原料，還具有促進脂溶性維生素吸收等等重要的功能。

那麼，為了培育出強健的頭髮，要積極攝取哪種脂肪呢？我推薦竹筴魚、沙丁魚、鯖魚、鯡魚、秋刀魚等青背魚。

青背魚所含有的ＥＰＡ（花生五烯酸）和ＤＨＡ（二十二碳六烯酸），能讓血液的流動變順暢，具有抑制體內發炎的效果，因此能讓營養更順暢地供給到頭皮並防止老化。

相反地，說到最好不要攝取的脂肪，首要的就是反式脂肪。

在常溫下將液體的油脂加工成固體時，就會產生反式脂肪，而反式脂肪一旦在體內堆積，就會產生養髮的大敵——活性氧。另外，若是細胞膜中含有反式脂肪，頭皮就會失去彈性，導致血液循環惡化。

標有人造奶油、起酥油、脂肪抹醬、食用植物油、加工油脂等的食品都含有反式脂肪。口感酥脆的餅乾或爆米花等零食，以及薯條、雞塊等油炸食品都有使用反式脂肪，所以請盡量少吃。

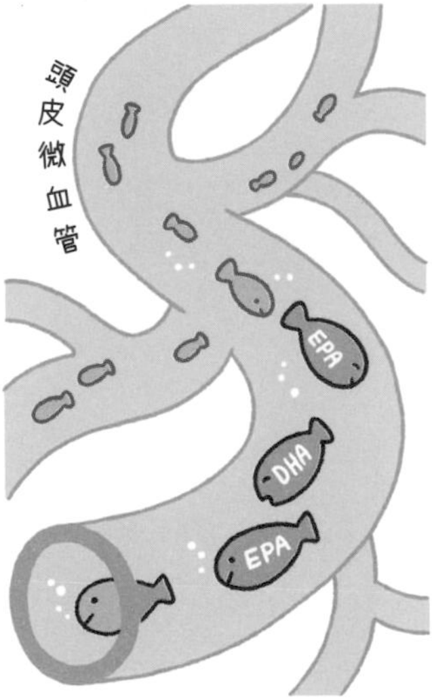

把洗頭的時間變成「養髮時間」

提到養髮所需的營養素，首先會想到「蛋白質」「碳水化合物」「脂質」，而為了將這三大營養轉換成對頭髮有益的物質，就需要「礦物質」和「維生素」。尤其如同我先前所說，有頭髮問題的人都有極度缺乏蛋白質和礦物質的情況。

先攝取充足的蛋白質與礦物質，穩固養髮所需的營養基礎之後，再來關心「碳水化合物」「脂質」和「維生素」的攝取方式吧。

接下來我會根據頭髮問題的類型，告訴各位該攝取哪些維生素。

・在意頭皮異味和頭髮扁塌　→維生素B2、維生素B6

・頭皮乾燥或有頭皮屑　→維生素A

・體寒、血液循環不佳　↓維生素E

・壓力大、感到疲勞　↓維生素C

最理想的情況是盡量透過食品攝取維生素。

請留意攝取維生素A（鰻魚、海苔、南瓜、胡蘿蔔）、維生素B2（沙丁魚、秋刀魚、納豆、杏仁）、維生素B6（鮪魚、大蒜、米糠）、維生素C（花椰菜、青椒、高麗菜芽）、維生素E（杏仁、糙米、抹茶）。

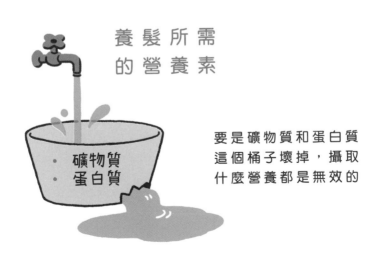

養髮所需的營養素

要是礦物質和蛋白質這個桶子壞掉，攝取什麼營養都是無效的

吃飯的順序是「從蔬菜開始」

要打造出「更容易培育、生長出強韌髮絲」的身體，有一件事非常容易做到。那就是吃飯的時候「先吃」蔬菜。

當眼前擺著主菜和白飯，大多數人都會先從主菜或者是白飯開始吃。但這是不對的，要從醃菜、燉菜或生菜沙拉開始吃。先吃富含食物纖維的蔬菜，可以抑制吸收之後吃下的醣質和脂質，防止血糖值飆升。

血糖值要是在用餐後飆升，就會在體內與蛋白質結合，容易引起「糖化現象」。「糖化」會使身體各處的細胞功能變遲鈍，並促進老化。

若是頭皮發生「糖化」，生長頭髮的細胞力量就會減弱，打亂毛髮生長週期。

在吃豬排之前，要先吃一大堆高麗菜。在居酒屋的時候，不要一坐下就點「啤酒和炸雞」，先吃沙拉或炒青菜吧。其實，在我剛決定「要先吃蔬菜！」的時候，總是滿腦子想著「好想趕快吃肉！」而囫圇吞棗、焦急不已地吃青菜。但是如此一來，先吃蔬菜所帶來的「養髮效果」就會減半，也會對消化器官造成負擔。請先慢慢地仔細咀嚼和品嘗蔬菜料理後再吃主菜。

據說獅子也是
從草食動物的
胃開始吃起

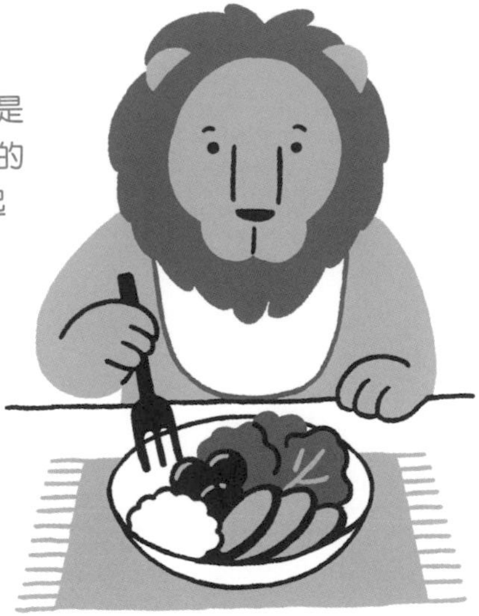

把基本調味料全都換成天然的

我強烈建議想要養髮的人把基本調味料，也就是「糖」「鹽」「醋」「醬油」「味噌」這五種調味料換成天然的。

其中的一大原因，是因為天然調味料與合成調味料不同，裡面含有維生素、礦物質、胺基酸、酵母等對養髮來說不可或缺的營養素。

舉例來說，精緻細砂糖裡面含有的鉀、鈣、鋅等礦物質，以及維生素B1、B2等營養素已經被去除很多，而且精緻細砂糖會妨礙蛋白質合成為頭髮。若要添加甜味，建議使用黑糖、甜菜糖、蔗砂糖、蜂蜜、楓糖等等。

鹽也是一樣，精緻過的餐桌鹽礦物質幾乎已經流失殆盡。建議選擇以海水為原料，並好好經過日曬與風乾而結晶化的天然鹽。醋的部分，也用釀造醋取代合成醋，醬油則挑選原料只有大豆和鹽，未使用色素和添加物的類型。而味噌也建議選擇只使用大豆（以及小麥、米、酒糟）與鹽製成的天然釀造味噌。

改用天然調味料的另一項好處，就是可以從調味料中攝取到高CP值的養髮所需營養素。

即便因為在意農藥或營養價值而選購有機蔬菜，我想也有很多人會因為要持續花費大筆金錢而遭遇阻礙。

如果是調味料，天然的與一般的價格並沒有差很多，可以長期使用。

＊請掃描 QR code 看作者推薦的調味料（全日文）。

利用海帶芽和昆布調整腸道環境，打造頭髮的地基

頭髮的健康度與腸道環境有很大的關係。

「腸道狀態好」的意思是腸道內的細菌處於良好平衡的狀態。腸道細菌能幫助食物消化，吸收必要的營養以維持生命活動，還能製造出養髮的必要成分。其實，製造頭髮所需的維生素，有一部分也是由腸道細菌合成的。

要讓腸道細菌保持在良好狀態，一定要攝取作為細菌糧食的膳食纖維。

以前人們常說「吃海帶芽和昆布頭髮會變多」，現在一般認為這是沒有醫學根據的說法。不過，海藻類所富含的水溶性膳食纖維是腸道細菌最愛吃的食物。而且，海藻也含有大量對頭髮健康相當重要的鐵和鋅等礦物質，所以建議各位常吃海帶芽、昆布、海苔、羊栖菜等食物。

攝取山藥、小芋頭、納豆等質地黏稠的食物也很好。

非水溶性膳食纖維則可以帶走腸道內的廢物，以糞便形式排出，維持良好腸道環境。

香菇和滑菇等蕈菇類、菜豆和毛豆等豆類、芝麻和栗子等食物中都富含膳食纖維，請多加攝取，以強健髮絲吧。

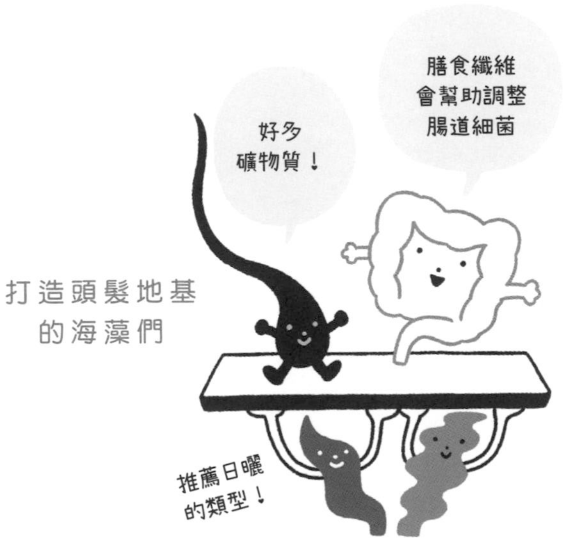
膳食纖維
會幫助調整
腸道細菌
好多
礦物質！
打造頭髮地基
的海藻們
推薦日曬
的類型！

體寒的人不要喝啤酒和威士忌

網路上充斥著主張「喝酒會造成禿頭」的文章。

但是我認為，對育髮有沒有幫助取決於喝酒的「方式」。

實際上，我幾乎每天晚上都會喝酒，但從來不覺得喝酒會對頭髮造成傷害。因為適量的飲酒可以促進血液循環，使心情愉悅並排解壓力。

另外，只要選擇以蛋白質或蔬菜為主的下酒菜，就可以更健康地享受飲酒之樂。

而判斷是否「適量」的基準如下，若是隔天早上起床時覺得非常口渴，就算是喝太多了。

身體在分解酒精時，會流失大量的水分。為了維持身體正常的代謝功能，建議

能溫暖身體的酒

- 日本酒
- 紅酒
- 白蘭地

會使身體變冷的酒

- 啤酒
- 燒酒
- 威士忌（威士忌蘇打水）

每喝完一杯酒就要喝一些水。而容易體寒的人則最好盡量不要喝啤酒和威士忌。通常須要「先冰鎮」再喝或要加冰塊喝的酒，都會直接讓內臟降溫。

另外，以小麥為原料的啤酒、燒酒、威士忌（威士忌蘇打水）都會使身體變冷。

以米為原料的日本酒，以及以葡萄為原料的紅酒、白蘭地則能溫暖身體。為了養髮著想，容易體寒的人請選擇日本酒或紅酒。

尤其是日本酒，日本酒富含頭髮所需的腺苷與胺基酸，非常推薦纖瘦且體質虛寒的人飲用。

保健食品只是用來補充不足的營養

保健食品本來的作用就是補充不足的營養。

總是攝取糖分或加工食品等對頭髮和身體都不好的食物的人，首先該做的是改善飲食習慣。

雖然飲食不均衡，但「有在吃保健食品就沒問題」——這個觀念是錯誤的。

而且，食物中有可能含有目前尚未發現的營養素，還能藉由組合搭配產生加乘效果。

光靠保健食品補充營養成分，沒辦法獲得和食物同等的養髮效果。

雖說如此，在忙碌的日子裡，有時候也沒辦法好好注意飲食吧。

在補充不足的營養這一點上，保健食品非常有效。

透過飲食攝取的營養素會先被用於維持生命活動所需的部分，而頭髮、肌膚或指甲等等則是次要的。

因此，頭髮已經出現症狀的時候，藉由保健食品補充營養就改善了症狀的案例也不在少數。

從第一六〇頁起，會列舉一些能改善頭髮狀態的推薦保健食品。

請在注意日常飲食的同時，搭配保健食品攝取營養。

改善頭髮狀態的推薦保健食品

綜合礦物質

我們身體所需的礦物質共有十六種，分為一天必須攝取超過一百毫克的「巨量礦物質」，以及只需極少量的「微量礦物質」。

綜合礦物質就是添加了在七種「巨量礦物質」和九種「微量礦物質」之中特別容易缺乏的礦物質。

常吃加工食品或零食、飲料、泡麵等食品的人容易缺乏礦物質，建議利用綜合礦物質進行補充。

綜合維他命

現在正式被認定為「維生素」的共有十三種。

這十三種維生素可以大致分成「水溶性（維生素B群中的八種和維生素C）」和「脂溶性（維生素A、維生素D、維生素E、維生素K）」。

水溶性維生素易溶於水，會以較快的速度被排出體外。

脂溶性維生素則易溶於油，若攝取過量會堆積在體內。

市售的綜合維他命大多以水溶性維生素為主，並添加維生素E或A等脂溶性維生素。

推薦因為忙碌而容易飲食失衡的人，以及經常外食的人攝取。

氫

氫不僅作用於頭皮細胞，還能排除壞活性氧，這些壞活性氧會出現在與養髮有深厚關係的血管中等全身各處，所以氫具有極高的抗氧化效果。

但是日本並沒有針對保健食品訂定明確的基準，尤其是氫相關的保健食品，價格和品質參差不齊，要找到高品質的商品或許不大容易。

作為其中一個選項，我推薦讓珊瑚鈣吸附氫的類型。因為這種類型的商品能夠提供分量穩定的氫。

而且，珊瑚鈣含有各式各樣的礦物質，能夠在吸收氫的同時，一併補充容易缺乏的礦物質。

一般來說，不少保健食品是混合碳酸鉀、檸檬酸鉀、硬脂酸等材料來產生氫。不過，據說這種類型雖然能瞬間產生大量的氫，持續時間卻很短，所以我並不推薦。

現在市面上也出現了很多種氫水，但是氫水所含的氫量極為稀少，應該不會有多大的效果。

＊一般的保健食品會依據「必須營養量」等基準，添加我們所需的最低限度分量。攝取過多也不會增加養髮的效果，所以請遵守適當的攝取量。

各類型
提升腎功能的食物

在第一章「強健髮絲的習慣TOP10」中，我提過從身體內部養髮的關鍵在於「腎臟」。

接著就來向各位介紹，該吃什麼東西才能提升腎功能，強健髮絲。

堅果、果實類＝松子、枸杞、紅棗、石榴、胡桃
黑色食物＝黑豆、紫米、黑木耳、黑芝麻、海藻類
有黏性且帶有苦味的食物＝山藥、蓮子、銀杏、牡蠣
溫性食物＝蝦子、薑、韭菜等
鹹味食物＝天然鹽、海苔、昆布、其他海藻類

這些食物能提高「腎臟」的功能，讓頭髮愈來愈健康。

若是想要養髮，請留心攝取這些食物。

你是「畏熱型」？還是「畏寒型」？

體溫是會影響腎臟和頭髮的一大健康狀態指標。

體溫過高或過低都會妨礙養髮，（參照第六十二頁）自覺有「畏寒」或「畏熱」情況的人，請留意攝取接下來提到的食材。

「畏熱型」

- ☐ 眼睛或肌膚容易乾燥
- ☐ 睡覺會流汗
- ☐ 有時候會只有臉部發熱
- ☐ 畏熱（怕熱）
- ☐ 血壓高

「畏寒型」

- ☐ 夏天手腳依然冰涼
- ☐ 臉色蒼白
- ☐ 冷的時候關節會痛
- ☐ 舌頭整體泛白
- ☐ 畏寒（怕冷）

建議「畏熱型」攝取的食物

「畏熱型」的人要刻意去攝取能提升腎功能的食材，同時也要少吃能改善「畏寒型」的食材。

寒性食物……一般認為具有強烈冷卻身體性質的食物。

藉由與涼性食材互相搭配，可以用來調節夏天的體溫。

↓螃蟹、花蛤、蜆仔、文蛤、海藻類、番茄、苦瓜、香蕉、西瓜、鹽、奶油

涼性食物……具有冷卻身體的作用，但作用比寒性食物溫和。

↓鴨肉、小黃瓜、萵苣、茄子、菠菜、小白菜、水菜、芹菜、小松菜、秋葵、豆腐、蘋果、梨子、草莓、橘子、蕎麥、薏苡、蛋白、綠茶、麥茶

建議「畏寒型」攝取的食物

「畏寒型」的人要刻意去攝取能提升腎功能的食材，同時也要少吃能改善「畏熱型」的食材。

熱性食物……一般認為具有強烈的溫暖身體作用，能消除寒氣的食物。

↓羊肉、肉桂、辣椒、胡椒、芥末

溫性食物……具有溫暖身體的作用，但作用比熱性食物溫和。

↓沙丁魚、鮭魚、鯖魚、竹筴魚、蝦子、南瓜、蔥、紫蘇、韭菜、山芹菜、油菜花、香菜、大蒜、薑、茗荷、羅勒、納豆、桃子、櫻桃、栗子、味噌、茉莉花茶

中間型食物

除了優先選擇適合自己類型的食物，也建議同時攝取下列平性食物。

中間型的平性食物……不會讓身體變冷或變熱，每天食用也不容易造成身體冷熱失衡。

平性食材能緩和熱性或寒性食物的強烈作用，所以也很適合與其他性質的食材搭配食用。

↓牛肉、豬肉、秋刀魚、鰹魚、鱈魚、鰻魚、帆立貝、高麗菜、胡蘿蔔、白菜、山茼蒿、花椰菜、玉米、荷蘭豆、毛豆、落花生、黑豆、黃豆、紅豆、香菇、葡萄、鳳梨、米

此外，沒有感到極度畏寒或發熱的人，就不用太過在意食材的選擇。因為身體會根據當下的狀況，優先吸收身體所需的營養素並提升相應的功能。

P166－P168的「各體溫類型」推薦食材

分類	畏熱型	畏寒型	中間型的食物
肉類	・鴨肉	・羊肉	・牛肉 ・豬肉
海鮮類／海藻類	・螃蟹 ・花蛤 ・蜆仔 ・文蛤 ・海藻類	・沙丁魚 ・鮭魚 ・鯖魚 ・竹筴魚 ・蝦子	・秋刀魚 ・鰹魚 ・鱈魚 ・鰻魚 ・帆立貝
蔬菜／豆類／蕈菇類／水果	・番茄 ・苦瓜 ・香蕉 ・西瓜 ・小黃瓜 ・萵苣 ・茄子 ・菠菜 ・小白菜 ・水菜 ・芹菜 ・小松菜 ・秋葵 ・豆腐 ・蘋果 ・梨子 ・草莓 ・橘子	・南瓜 ・蔥 ・紫蘇 ・韭菜 ・山芹菜 ・油菜花 ・香菜 ・大蒜 ・薑 ・茗荷 ・羅勒 ・納豆 ・桃子 ・櫻桃 ・栗子	・高麗菜 ・胡蘿蔔 ・白菜 ・山茼蒿 ・花椰菜 ・玉米 ・荷蘭豆 ・毛豆 ・落花生 ・黑豆 ・黃豆 ・紅豆 ・香菇 ・葡萄 ・鳳梨
其他	・鹽 ・奶油 ・蕎麥 ・薏苡 ・蛋白 ・綠茶 ・麥茶	・肉桂 ・辣椒 ・胡椒 ・芥末 ・味噌 ・茉莉花茶	・米

＊標有顏色的食材屬於一般認為對身體的冷卻或溫熱效果較強的食材。
＊本書嚴選了這些作者認為有效的推薦食材。
僅作為挑選食材的其中一個參考，請留意飲食的營養均衡。

養護頭髮！　推薦料理

接著就來為各位介紹培育出健康頭髮的加分料理吧。

早餐篇

日式料理

納豆拌飯

↓據說異黃酮具有抑制促進掉髮的荷爾蒙的效果，因此請積極攝取黃豆製品吧！

↓飯的部分，比起白米（白色醣質），更建議選擇營養豐富且膳食纖維多的多穀米、胚芽米等等。糙米會對消化器官造成負擔，胃不好的人最好少吃。

↓含有維生素E、K，以及作為抗氧化成分的多酚，也很推薦加入橄欖油一起吃。

我個人會再加入芝麻和七味粉一起拌著吃。芝麻富含鈣、鎂、鋅等礦物質及維生素B1、B2、B6等維生素，而七味粉含有據說與毛髮生長週期有關的辣椒素。

＊在搭配上，也很推薦含有異黃酮的味噌湯、蛋白質豐富的魚乾或蛋，以及富含維生素A和鈣等礦物質的海苔。

西式料理

魩仔魚吐司（將魩仔魚與起司放在吐司上，撒上胡椒再放進烤箱烤）

↓甲硫胺酸是角蛋白的組成成分之一，而角蛋白是一種作為頭髮主成分的蛋白質。魩仔魚含有大量的甲硫胺酸，是優秀的養髮食材。

↓用富含蛋白質與礦物質的起司作為配料。

↓吐司的部分，比起軟綿綿的白吐司（白色醣質），更建議選擇以全麥麵粉或裸麥等材料製成的棕色吐司。

午餐篇

西式料理

雞肉咖哩

做法非常簡單！

❶ 拌炒喜歡的蔬菜，比如洋蔥或胡蘿蔔。

❷ 取出蔬菜，用平底鍋煎雞肉。

❸ 將蔬菜放回平底鍋內，加入適量水分（若混合法式高湯粉與海鮮高湯，味道會更有層次），再放入比規定用量稍微少一點的咖哩塊。

❹ 加入喜歡的香辛料，進行調味。

↓雞肉富含有助於頭髮生長的胺基酸。此外，也含有大量的維生素B2、B6、菸鹼酸等，能調整頭皮環境。

＊養髮方面的推薦香辛料清單收錄於第一七六頁。
香辛料不要只加一種，混合好幾種香辛料，味道會更正宗。
不過，丁香的味道很強烈，用量要少一點。如果喜歡香菜、肉豆蔻、孜然的味道，多加一點也沒問題。
另外，將味道強烈的肉桂或薑黃加入咖哩，口味會更有深度。
也可依照個人喜好加入薑或大蒜。

日式料理

納豆起司歐姆蛋

❶ 把醬油加到雞蛋與納豆裡稍微攪拌，開火後，倒入放了橄欖油的平底鍋中。

❷ 在雞蛋成形前鋪上起司絲，調整形狀。

↓富含異黃酮的納豆加上起司和雞蛋，可以攝取到大量的蛋白質，堪稱黃金下酒菜！

蔥與韭菜的微波茶碗蒸

❶ 如果是一人分，就在一百公克已溶入日式高湯粉的高湯中加入一顆雞蛋並攪拌。

❷ 加入切成末的蔥和韭菜，用微波爐加熱約十分鐘（邊觀察狀況邊調整）。

↓韭菜均衡地含有維生素A、B1、B2、E等成分。此外，蔥也含有維生素B6、C、葉酸等成分，形成蔥和韭菜獨特氣味的大蒜素則能改善血液狀態，促進血液循環，維持頭皮健康。

蔥燒糖醋雞肉

❶ 去掉雞肉的皮，將雞肉切成厚度約一公分的薄片，根據喜歡的甜度混合白醋和壽司醋，並淋一圈在雞肉上。

❷ 放置數分鐘後，從上方倒入醬油，將蔥綠鋪在雞肉上面，微波加熱約五分鐘。

❸ 撒上蔥末或薑泥當成佐料也很美味。

雞肉很容易讓人覺得「又乾又柴」，但是利用醋，就能讓雞肉變得軟嫩多汁。

也可以依據喜好淋上芝麻油。

適合用來養髮的香辛料清單

肉桂

據說肉桂擴張微血管和溫暖身體的效果比薑還好，也有用於中藥。可以製造新的血管。

丁香

能提升胃的功能，使之活化，也具有抗菌作用。可用作中藥。

肉豆蔻

能溫暖胃與脾臟，促進排汗。也具有整腸作用。可用作中藥。

要是超過一天的攝取量（三～九公克），其中的有效成分肉豆蔻醚可能引發幻覺或幻聽，請多加注意。

胡椒

能有效溫暖腸胃，促進消化與血液循環。也被用於藥膳。

孜然

咖哩中不可或缺的香辛料之一。具有提升肝功能、促進腸道廢物排出、提升消化能力的作用，也被用於藥膳。

薑黃

主成分薑黃素可以提升肝功能，並提高代謝。也被用於中藥。加進咖哩就吃不出它的苦味了。

香菜

具有溫暖身體、排汗、促進消化、促進血液循環、抗氧化等的作用。也被用於藥膳。

茴香

可以溫暖身體、幫助消化。不適合有高血壓或腦充血症狀的人。具有美容效果，被當作化妝品和藥品，其種子也被用於中藥。

薑

溫暖身體以及藉由排汗讓熱氣排出體外的效果很好。也被用於中藥與藥膳。

小豆蔻

具有提升消化能力、抗發炎及排汗作用。主成分乙酸松油酯能促進膽汁分泌，幫助消化。

参考文献

喻静、植木もも子監修《⊠補新版 薬膳・漢方 食材&食べ合わせ手帖》，西東社，二〇一八年

Yomeishu「スパイスの女王『カルダモン』の効能と使い方！コーヒーや紅茶での活用法も」

https://www.yomeishu.co.jp/health/3922

印度人幾乎都不會禿頭？

根據世界禿頭率的調查結果，排名前幾名的幾乎都是歐美先進國家。日本是亞洲國家排名最高。除此之外，據說亞洲其他國家整體而言禿頭率較低，而其中印度人很少禿頭的資訊則廣為流傳。實際去過印度旅行的人表示，確實是有看到禿頭的年長者，但是三、四十歲的中年人大多都保持著濃密的頭髮。

我認為最大的原因，可能是印度人平常都吃充滿香辛料的咖哩。印度咖哩中使用的香辛料大多都能促進血液循環，提高新陳代謝。因此他們的頭皮和髮根活動非常活躍，能促進頭髮的生長。咖哩也是日本人非常熟悉的食物，對吧？可是日式咖哩的香辛料較少，雖然味道溫和，但養髮效果較差。

既然要吃咖哩，不妨試著加入香辛料，做成正宗的「印度風養髮咖哩」吧。

第 4 章

讓頭髮更強健的加分訣竅

小訣竅，大效果！

第一章是「強健髮絲的習慣TOP10」
第二章是「強健髮絲的洗髮精&按摩」
然後第三章講述了「強健髮絲的飲食」。
在第四章，將要向各位介紹一些「加分訣竅」，只要稍微多用點心，頭髮就會變得更加強健，並且一直保持下去。

早上起床出門，做完該做的事之後，回到家睡覺。
這裡要介紹幾項不容錯過的重點，只要在日常生活中稍微留意一下，就能讓頭髮健康許多。

舉例來說，同樣都是睡七小時，晚上十一點就寢，早上六點起床，以及熬夜到凌晨兩點才就寢，早上九點起床，兩者的身體代謝會有所不同。

使用養髮液的時候，只要事前多加一道手續，效果就會大不同。

染髮也是，只要具備本書告訴各位的知識，就能大幅減輕染髮對頭皮的傷害。

此外，就連泡澡，以及偶爾會去的三溫暖，只要用對方法也能對頭髮和頭皮帶來很大的幫助。

本章介紹的「讓頭髮更加強健的加分訣竅」是任何人都能輕鬆做到的自我護理。

請各位從做得到的項目開始做起，維持頭髮與頭皮的健康。

在凌晨前就寢以養護頭髮

現代人被忙碌的生活追著跑，容易一不小心就推遲了就寢時間。

有不少人都覺得「就算沒睡也不會怎麼樣」「休假的時候再補眠」，但是為了養髮著想，希望大家每天都在凌晨十二點以前就寢。

我們的身體會在睡眠期間修復身心。

當然這也會讓負責頭髮生長的細胞修復損傷並促進其成長。據說細胞活動最活躍的時間是晚上十點到凌晨兩點。

因此，要是沒有在這段時間入睡，就無法進行正常的新陳代謝，對頭髮的生長造成不良影響。此外，要是沒有建立習慣在固定時間就寢，自律神經就容易失調。

如此一來，就會造成血流量減少或荷爾蒙失調，使頭皮與頭髮陷入更糟的境地。

然而，平常都是到深夜才就寢，卻突然改成十點睡覺，就算躺上床也睡不著吧。遇到這種情況時，請先連續好幾天早起看看。只要連續幾天都五、六點起床，到了晚上，睡意自然而然就會提早到來。

從「早睡、早起」改成「早起、早睡」，就是輕鬆改變就寢時間的竅門。

此外，人類是沒有辦法補眠的，因此假日睡得再久，也無法挽回一週的頭髮生長延遲。每天累積睡眠，才能使頭髮穩定成長。

PM 10:00
～
AM 2:00

頭髮與頭皮的
修復時間

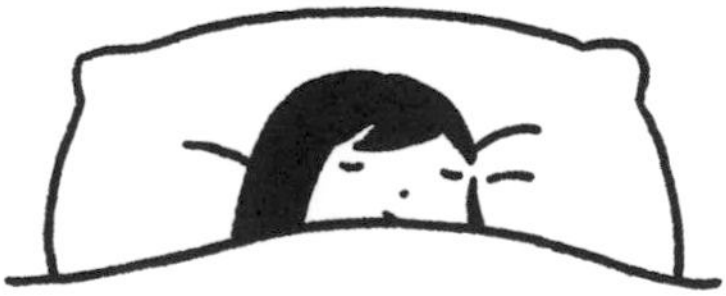

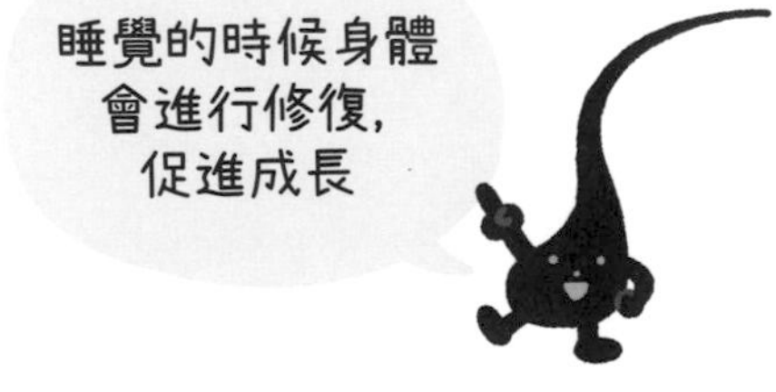

意外重要的枕頭挑選方法

大多數人每天約有三分之一的時間躺在床上。選擇適合自己的枕頭，就能把這一段長達六到八小時的時間變成「養髮時間」。雖說如此，使用「隨便」買的枕頭而造成脖子不舒服的人其實意外地多。

枕頭不合適會造成頸部僵硬，導致睡覺的時候送往頭部的血液和淋巴液流動不順暢。另外，若頭部位置不對，還會造成呼吸不順暢，睡眠品質降低，阻礙眼睛疲勞或自律神經失調等狀況的恢復。

根據解決過許多頸部問題且正在經營治療院的小林篤史先生的說法，挑選枕頭的最大重點在於「是否容易翻身」。因此，應該要特別重視「材質」「軟硬度」「高度」。

睡在太軟的枕頭上，頭部會往下陷，這樣其實很難翻身。

但是太硬的枕頭又會讓人感到疼痛，因此請選擇適合自己的軟硬度。

此外，在睡覺時能讓人的臉部線條和床保持平行的枕頭，既不會造成脖子的負擔，也不會妨礙自然呼吸。

不只是脖子的角度，也要考慮到頭部尺寸、形狀以及身體尺寸的平衡，每個人適合的枕頭應該都是不一樣的。

為了培育出強健的頭髮，請多加嘗試各種「材質」「軟硬度」「高度」的枕頭，找出能讓自己早上睡醒時神清氣爽的枕頭。

如果枕頭太高

- 睡覺時會有點駝背的感覺
- 對頸部前側造成負擔

⇓

對咬肌、顳肌造成負擔

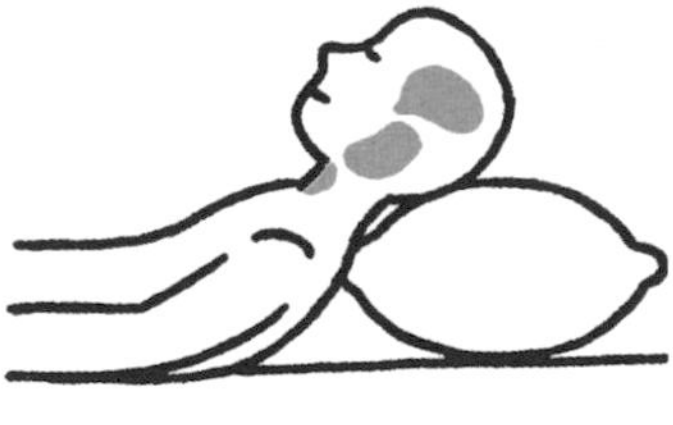

如果枕頭太低

- 會變成用嘴巴呼吸
- 容易鼻塞
- 對頸部後側造成負擔

⇓

對自律神經造成影響

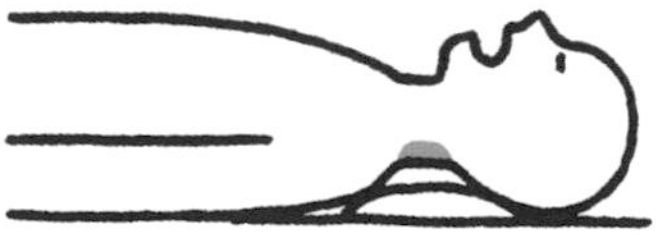

將電腦螢幕調整到不會造成頸部負擔的位置

與肩膀僵硬和腰痛不同，「頸部僵硬」是很難感受到疼痛和不適的。

現代人從早到晚都在用電腦，休息時間又看手機，不知不覺就會長時間維持低頭的姿勢，導致頸部僵硬。

頸部是血液和淋巴液通往頭部的唯一通道。

因此，會形成由頸部僵硬引發的血壓不穩定，或是提不起勁等各式各樣的不適症狀。

由於掌管自律神經運作的重要部位位於頸部，因此要是頸部僵硬，自律神經的平衡就會被嚴重打亂。

實際上，我自己也曾經有段時間持續發低燒，找不出原因，跑了好幾家醫院和治療院都沒能治好，最後我換了枕頭、為了避免低頭而調整電腦螢幕的位置之後，低燒就隨之停止了。

此外，許多患有圓形禿的人頸部都非常僵硬，有不少案例光是舒緩頸部僵硬，就大幅改善了圓形禿。

市面上有販售墊高筆記型電腦的支架，所以請常用電腦的人配合眼睛的位置，將螢幕調整至適當的高度，讓自己不要一直維持低頭姿勢。

用手機的時候也要留意，盡量別過度低頭。

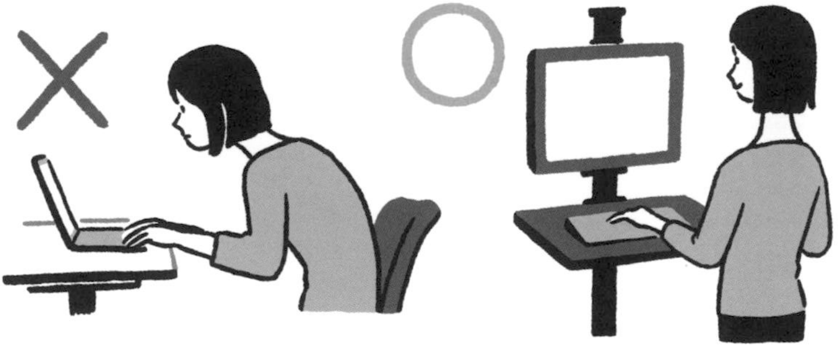

不要採取前傾姿勢

利用升降桌和外接鍵盤等工具，讓視線保持平行

利用空檔「深呼吸」，促進頭皮血液循環

當該做的事情和在意的事情塞滿腦袋，就會使交感神經處於優位、肌肉緊繃，導致末梢血管的血流量減少。發現這種狀況的時候，就要進行「深呼吸」。「深呼吸」隨時隨地都能進行，不僅能調整自律神經平衡，還能促進頭皮血液循環。

首先，花四秒從鼻子吸氣，接著，再花六秒慢慢用嘴巴吐氣。重複這個動作直到心情冷靜下來。試著去注意腹部的膨脹與收縮，進行腹式呼吸。

再介紹一種可以促進血液循環，並進一步調整自律神經平衡的呼吸法。

壓住右邊的鼻孔，用左邊的鼻孔慢慢吸氣。憋氣數秒，再用比吸氣還長的時間吐氣。換邊進行同樣的步驟。

目前已知，用單邊鼻孔呼吸時，會生成大量的一氧化氮，而它是一種可以擴張血管的物質。此外，據說使用左邊鼻孔呼吸可以活化右腦，使用右邊鼻孔呼吸可以活化左腦。兩邊平均進行，就可以確實促進整個頭皮的血液循環。躺在床上準備就寢時進行「深呼吸」，也能得到很好的效果。

要是腦袋開始思考隔天的安排等事情，不妨先停下來，試著深呼吸看看。

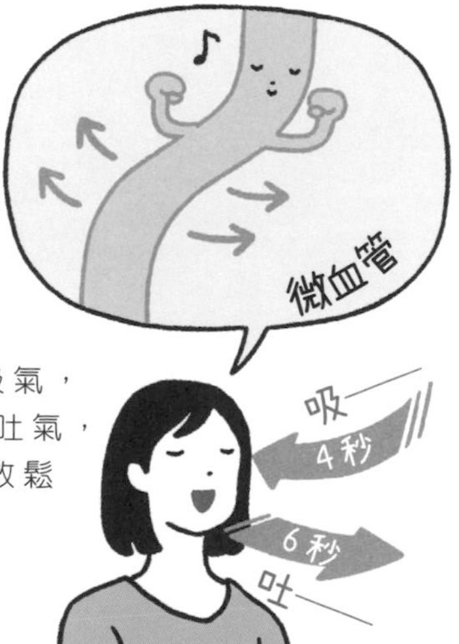

花 4 秒從鼻子吸氣，再花 6 秒用嘴巴吐氣，就能使微血管放鬆並擴張

用乳液保濕能治好九成的頭皮屑和頭皮搔癢

頭皮屑可以大致分為「乾燥的細小頭皮屑」和「黏膩的大片頭皮屑」兩種。「乾燥頭皮屑」的成因，直截了當地說，就是頭皮乾燥。如果是「黏膩頭皮屑」，則分成油性頭皮，或是洗掉過多皮脂而使身體皮脂分泌過於旺盛兩種情況。但是從我過往的經驗來看，原本就屬於油性頭皮的人只占整體的一到兩成，剩下八到九成的人都是因為過度清潔，洗掉太多皮脂。

有頭皮屑困擾的人可以在家做的事情，除了有依照本書介紹的方法選擇洗髮精和洗頭之外，還可以利用第一九四頁介紹的「養髮乳液」進行保濕，緩解乾燥。另外，有頭皮搔癢困擾的人運用「養髮乳液」進行保濕也會很有效果。造成頭皮搔癢的原因有「過剩的皮脂引起發炎」「真菌引起發炎」「過敏引起發炎」以及「乾是皮脂分泌過剩的情況，多半是洗頭時洗掉過多皮脂所引起，因此請調整洗頭的方式，並使用「養髮乳液」看看。但如果是「真菌引起發炎」，就必須用含有抗真菌成分的洗髮精來抑制真菌的活動。在這種情況下，要是症狀在兩週左右消除，就可以改成每隔一天交替使用普通的洗髮精，或是第一次洗頭時用抗真菌洗髮精，第二次洗頭使用普通洗髮精。如果是過敏造成，就要停止使用可能造成過敏的產品。

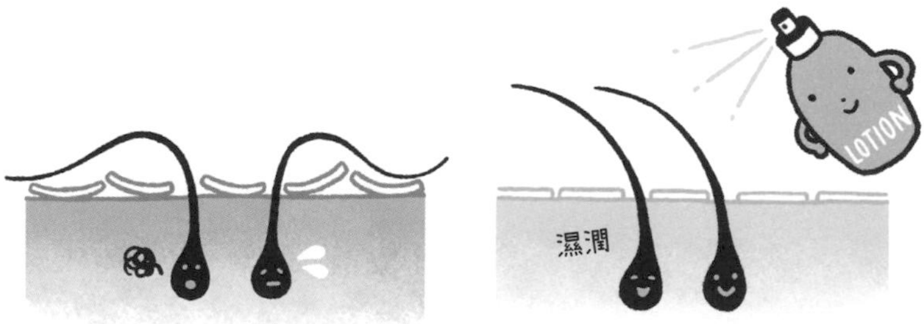

過剩的皮脂、因乾燥而出問題的頭皮 → 遇到這種情況就用乳液進行保濕！保濕可以解決九成的頭皮屑和頭皮搔癢問題

自製養髮乳液的方法

我們已經知道，為頭皮做好保濕，就能提升頭皮的防禦力。

此外，飽含水分的頭皮會變得有彈性，原先緊縮的毛孔得以舒展而容易張開。

而且，保濕可以抑制皮脂過剩分泌，根除頭皮屑和頭皮搔癢的原因。這裡要介紹的是能藉由保濕幫助頭髮生長的自製「養髮乳液」。

自製養髮（保濕）乳液，需要下列兩項物品。

・礦泉水　一百毫升

・植物性甘油　四分之一～二分之一小匙

植物性甘油在藥局就買得到。

接著只要將這兩者倒入噴霧瓶，搖晃均勻即可。

只是，要是加了太多甘油，成品可能會變得有黏膩感。

請依據喜好的量自行調整。

「自製養髮乳液」主要是在洗頭之後噴灑於頭皮。

另外，比起將市售的含酒精養髮液直接用在剛洗完頭、除去皮脂的頭皮上，更建議在使用前先以「自製養髮乳液」進行保濕。

因為先進行保濕不僅可以調整頭皮狀態，減輕刺激，還能使養髮液更容易發揮效果。

此外，將作為養髮乳液基底的水，換成含有豐富礦物質的溫泉水，能為頭皮補充容易缺乏的營養。

白頭髮不多的人請用對肌膚較溫和的指甲花粉染髮

一般染髮劑裡含有的氧化型染料一旦碰到頭皮，很有可能使頭皮感到刺痛或引起發炎。為了頭髮與頭皮的健康著想，請盡量不要染髮。

不過，無論如何就是「很在意白髮」的人，建議選用暫時性染髮劑或指甲花粉。

尤其是白頭髮還不算太多的人，請先試著用用看暫時性染髮劑或指甲花粉。

最大的原因是，這兩者幾乎不會對頭髮和頭皮造成傷害。

不過，暫時性染髮劑作用溫和，只會附著在頭髮表面；而指甲花粉雖然是植物性成分，但也有些人會對它產生過敏反應，請在使用前先進行貼布測試來確認。

特別是，有不少人會對將紅褐色的指甲花粉調成深棕色的植物——木藍產生過敏反應。

過往我還在當理容師的時候，曾看過許多案例是，用化學成分把白髮染成深色時，不只是白髮，黑髮也會染上顏色。因此一旦根部長出新頭髮，就會出現「白、黑、染色」三個區塊，非常醒目，於是不得不頻繁地染髮。而每個月重複染髮，會對頭髮和頭皮造成負擔，使髮絲變細。

但是，如果是使用暫時性染髮劑或指甲花粉，包含白髮在內，頭髮整體只會染上一層淡淡的顏色，因此無須過度在意髮根部位。

另一方面，有些人會覺得用指甲花粉「只能染成橘色所以不想用」，但只要將指甲花粉與木藍或其他植物性染料混合，就能調出較深的顏色。不過，用指甲花粉染髮的顏色只能維持一週左右，請大家先有這層認知。

染髮的時候請這樣要求

如果白髮較多，靠指甲花粉或暫時性染髮劑是無法完全遮蓋的。無論如何都必須得染髮，或者是，想染成時尚的明亮髮色。即便是這種情況，也有可以將對頭皮的傷害減至最輕的方法。那就是染髮的時候保留幾公釐的髮根不染，避免染髮劑碰到頭皮。去髮廊染髮時，請向髮型師要求「不要染到髮根」。

「不染髮根」不是什麼特別的技巧。這是每個設計師都具備的技術，所以請不要有所顧慮，詢問看看是否能不染髮根吧。

當然，如果頻繁染髮，髮絲受損是無可避免的。

但至少這可以大幅降低頭皮搔癢或發炎的可能性。

近年來，有愈來愈多髮廊會在染髮或燙髮前為客人塗上頭皮隔離液。

染髮的時候會使用頭皮隔離液嗎？還是可以不要染髮根？請向髮廊的設計師確認一下。

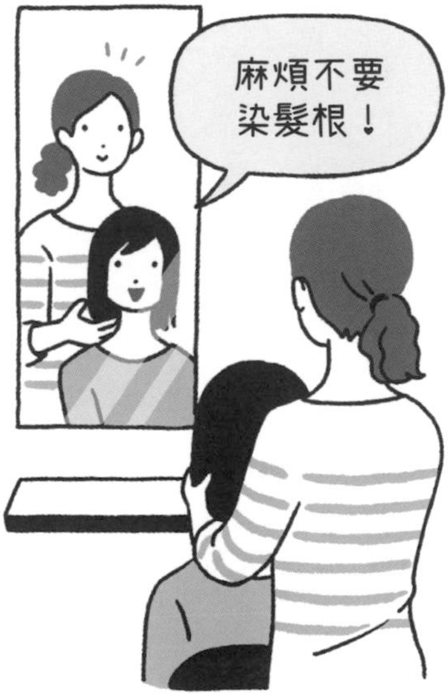

把爬樓梯想成是「促進血液循環的機會」！

想要將血液送至末梢的頭皮微血管，活動身體是非常有效的方式。

雖然是這樣沒錯，但就算我建議大家「一天跑步●分鐘」或「一週做三次肌力訓練」之類的，在忙碌的生活中，能確實照做的人應該很有限吧。

而且，想著「無論如何都必須做……」也會形成壓力。

只不過一般來說，現代人在日常生活中活動身體的機會較少，所以無論如何都必須有意識地去增加走路距離或活動身體的頻率。我建議的方法是在車站或辦公室的時候，不要搭手扶梯或電梯，改成爬樓梯。看到樓梯就會下意識避開的人，請把爬樓梯想成是「促進血液循環的機會」，開始積極地爬樓梯吧。

長時間盯著電腦或手機畫面的時候，可以做做伸展，或是散步到附近的便利商店，順便轉換心情。

此外，也有很多能在家做的瑜珈姿勢或簡單的訓練影片，請以自己偏好的方式多活動活動身體吧。

但若是給身體帶來過多的負擔，體內產生的活性氧會增加，所以令人感到「開心」和「舒服」的運動對養髮才是有益的。有說法指出，太過度（太嚴格）的肌力訓練會活化男性荷爾蒙，導致雄性禿，請記得運動適度就好。

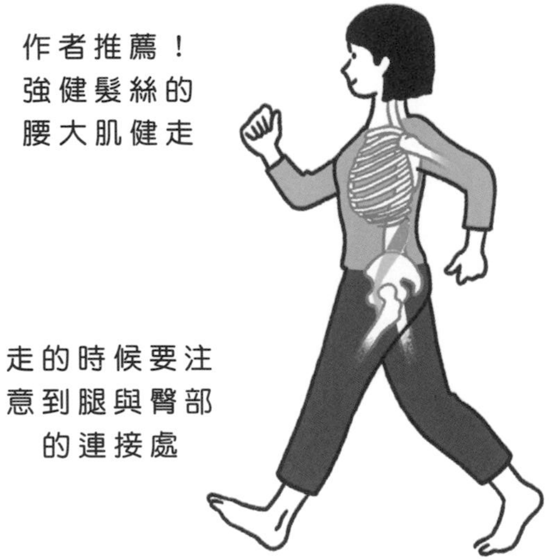
作者推薦！
強健髮絲的
腰大肌健走
走的時候要注
意到腿與臀部
的連接處

好好利用三溫暖與泡澡

促進頭皮血液循環，培育出強健髮絲的其中一個機會，就是泡澡與三溫暖。

將心窩以下泡進攝氏三十八到四十度偏溫的熱水中進行半身浴，可以慢慢地促進血液循環，不會給身體帶來負擔。

身體容易冰冷的人可以慢慢泡二十分鐘以上，溫暖身體，活化副交感神經。

近年來，三溫暖蔚為流行，非常建議想養髮的人進行三溫暖。

三溫暖除了和泡澡一樣能促進血液循環，還能藉由排汗使毛孔張開，讓使用一般洗髮精洗不掉的汙垢變得容易去除。

然而，都特地去洗三溫暖，讓血液循環變好且毛孔張開了，卻用現場備有的「高級酒精型」洗髮精洗頭，就會使養髮效果減半。

建議自備洗髮精，如果沒有，則用溫水仔細沖洗就好。

進行三溫暖的時候，不用逼自己勉強承受熱氣。

數分鐘到五分鐘左右，身體暖起來，也流了汗之後，就離開三溫暖烤箱休息，補充水分吧。

另外，在意血壓的人最好避免激烈的溫度變化，比如先泡澡稍微溫暖身體後再進入三溫暖烤箱，或是不要剛從烤箱出來就立刻泡冷水。

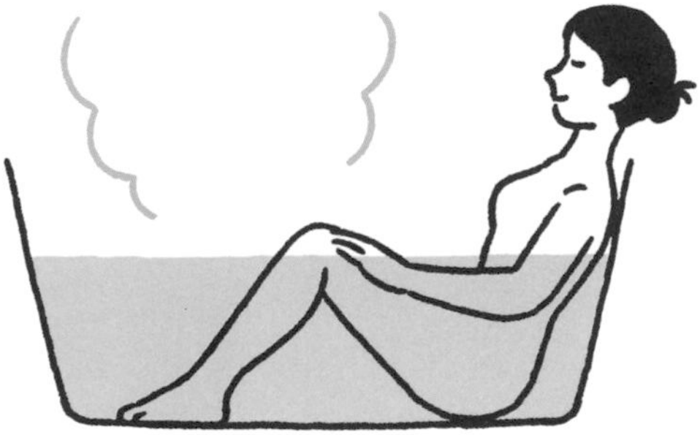

將心窩以下泡進 38 ～ 40°C
偏溫的熱水中進行半身浴

盡可能不要吸菸

吸菸會導致頭皮環境變差，變得容易掉髮、不容易長頭髮。

香菸含有超過兩百種的有害物質，對頭皮影響最大的傷害就是使血管收縮、血液循環惡化。

不僅如此，香菸中含有的一氧化碳會與血液中的血紅素結合，造成血液含氧量下降或血液品質降低，使頭髮所需的營養減少。

此外，香菸含有的尼古丁會使血管收縮，而且若是演變成尼古丁上癮，當尼古丁的作用時間結束，專注力就會降低並感到煩躁易怒。

對於想要「增加髮量」或「強健髮絲」的人來說，香菸很有可能會成為阻礙頭髮生長的一大原因。

我以前也會吸菸，所以非常了解戒菸的困難。但是戒菸不只對頭髮有益，還能使整個人變得更健康，可以的話最好戒掉。

不吸菸就會感到煩躁，或是沒有其他紓解壓力的方法而無法戒菸的人，就要盡量減少除了吸菸以外其他會引發頭髮問題的因素，多培養一些對頭髮有益的習慣。

也可以攝取能減少體內壞活性氧的氫保健品。

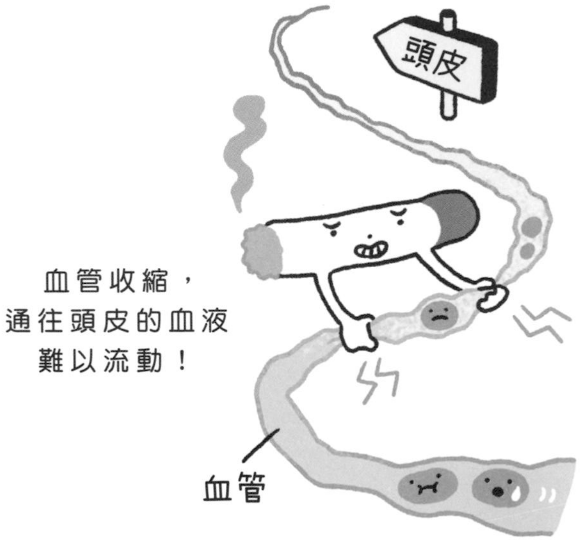

不要盲目追求新奇的養髮成分！

很多人都以為新的東西「最新且效果好」。

讓我們用一個減肥的例子來思考看看吧。

以前「喝黑醋可以瘦身」的說法曾經蔚為話題。

而如今即便打著「黑醋瘦身」的口號宣傳商品，大部分的人應該也只會不屑一顧地說一句「這以前流行過呢」。

黑醋本身是含有必需胺基酸、營養價值很高的食品。此外，檸檬酸等有機酸、維生素、礦物質的含量也都很豐富，是能幫助我們過上健康飲食生活的優秀食品。

然而，現在許多人已經對黑醋感到厭煩，把目光轉向了豆乳餅乾或減糖飲食。

比起那些，持續進行乍看之下很無趣的事情，比如審視「五大營養素」的品質、在吃東西的方式上下工夫等等，效果才能維持得更加長久，不是嗎？

養髮也是同樣的道理。

為了提升體溫而勤奮活動身體，或是為了促進新陳代謝而喝水，不能期待自己隔天早上醒來就會看見頭髮變濃密等戲劇性的變化。

可是，比起追求新奇的養髮成分而迷失方向，這麼做更能確實地養成「會長頭髮的體質」，解決頭髮問題的效果更佳。

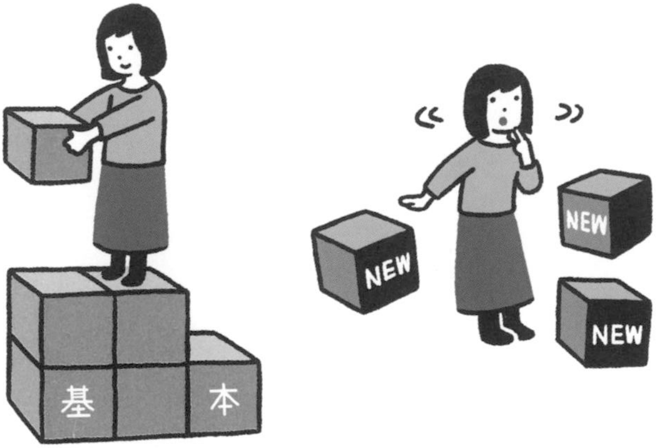

不要盲目追求新奇的養髮成分，
首先要用心打好基礎。

後記

感謝各位展讀本書。

我過去看過好幾人因為頭髮的關係，整個人連同姿勢和個性都煥然一新。相反地，擔心頭髮問題則會使人心情低落，連姿勢和表情都變得陰鬱。

我是一個只要了解原因，就能減少不必要焦慮的人。要是能對已知的事情做好準備，把因為不必要的焦慮而消耗掉的能量，轉變成積極向前的能量，就能過上幸福的日子。

若是曾經擁有相同焦慮的我，可以靠自己的經驗多幫助到一個人，那就太好了。

最後，請容我介紹一下在本書完成之前給予我幫助的人們。

・蒞臨PULA式頭皮SPA專門店的客人與各店店長

所謂的【PULA式】，是將我創立的頭皮SPA專門店PULA的獨家技術與知識集結起來的一套手法。

習得該手法的各店店長和我攜手並進，發展深耕於地區的沙龍，如今已成功拓展到日本的關東、關西、東海地區。

與一個人經營沙龍的草創時期相比，因為加入了各店店長的看法和臨床經驗的關係，才能迎來飛躍性的成長，這一點是無庸置疑的。

為了幫助上門求助的客人解決煩惱，我會與各店長針對每天收到的問題一起思考，其中，有很多內容都行諸文字呈現在本書中。

各店店長加入團隊，成為夥伴，客人也滿心期待地上門。

多虧了各店店長與客人們，這樣的良性循環才得以成為PULA全體的成長養分。

・小林篤史先生

著有《ねこ背は10秒で治せる！（暫譯：10秒治好駝背！）》（マキノ出版）

感謝小林先生在枕頭的選擇上提供協助。

雖然這些是身體構造專家的必備知識，還是很感謝小林先生將廣博的知識借給了我。

・皮拉提斯專家　Takemasa先生

二〇一五年時，我為長期持續的腰痛所苦，即便每週進行好幾次按摩治療都無法痊癒。

後來Takemasa先生告訴我腰痛問題可以透過核心運動改善，我透過實際體驗得知，改善疼痛需要的不是治療，運動訓練也很有效果。

自以為是很可怕，當時的我就是自以為是地認為只有治療才能改善問題。

這次的實際體驗，成了我拓寬視野的契機，我了解到改善頭髮問題的關鍵並不只在於頭皮和毛孔，「身體內部」也很重要。

・城山熊野神社

這是一座位於東京都板橋區的神社。

我很重視參拜神社這件事。

因為某種緣分，我得知了城山熊野神社的來歷，並獲得參拜的機會。

保佑的效果或許不盡相同，但光是淨身並向神明傳達自己的目標，心裡就會感到舒暢，所以推薦大家去看看。

・阿大牧場自然卵（大ちゃんファーム自然卵）高橋祐三先生

在埼玉市的見沼田圃，與身心障礙者一起不依靠抗生素等藥劑，講究飼料且以平飼的方式飼養雞隻，並販售雞蛋。

我以前從未吃過如此美味的雞蛋。被高橋先生的熱忱所感動的志工或非營利組織的協助者也出力幫忙，增加雞蛋的收穫量。我也希望這分熱忱能被更多人看到，所以在此介紹他們。

・武藏逍遙乘馬會的相川悟先生

這是一座位於埼玉縣東松山市森林中的牧場。

作為代表的相川先生，為智能障礙者提供持續的運動訓練，並舉辦競技會作為發表的會場。相川先生同時也擔任國際特殊奧林匹克組織日本埼玉的馬術總教練。

他提供了大眾在有如《龍貓》電影中的森林裡悠閒乘馬散步的活動。

從池袋站搭車到森林公園站約六十分鐘，提供接駁服務，推薦給想從大自然與馬兒身上獲得療癒的人。

另外，也要感謝擔任本書醫事監修的田路Megumi醫師，以及檢查本書營養相關內容的松崎管理營養士。

就如同我在「前言」提過的，頭髮可以改變人生。

衷心希望本書能幫助各位讀者過上笑容滿面的每一天。

辻敦哉

Note

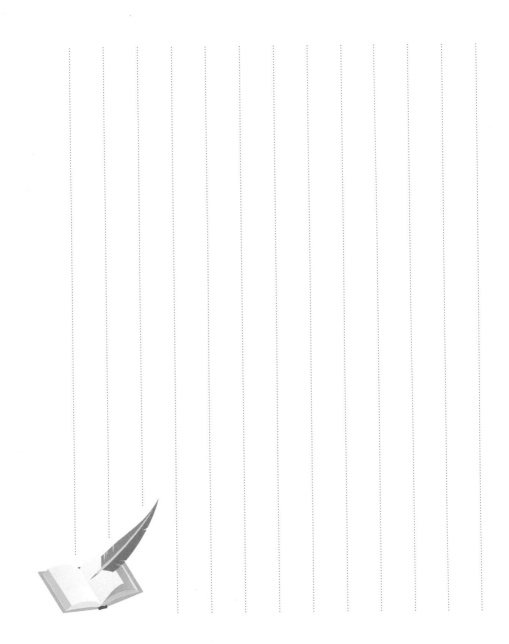

即刻救髮：這些小習慣,有效強健髮絲,改善白髮、落髮、禿髮,長出濃密烏黑秀髮/辻敦哉作；王綺譯. -- 初版. -- 新北市：世茂出版有限公司, 2024.08
面；　公分. -- (生活健康；B507)
ISBN 978-626-7446-16-4(平裝)

1.CST: 毛髮 2.CST: 毛髮疾病 3.CST: 健康法

415.775　　113007146

生活健康B507

即刻救髮：這些小習慣，有效強健髮絲，改善白髮、落髮、禿髮，長出濃密烏黑秀髮

作　　者／辻敦哉
譯　　者／王綺
主　　編／楊鈺儀
封面設計／林芷伊
出 版 者／世茂出版有限公司
地　　址／(231)新北市新店區民生路19號5樓
電　　話／(02)2218-3277
傳　　真／(02)2218-3239（訂書專線）
劃撥帳號／19911841
戶　　名／世茂出版有限公司　單次郵購總金額未滿500元（含），請加80元掛號費
世茂官網／www.coolbooks.com.tw
排版製版／辰皓國際出版製作有限公司
印　　刷／傳興彩色印刷有限公司
初版一刷／2024年8月

I S B N／978-626-7446-16-4
E I S B N／9786267446195（EPUB）／9786267446188（PDF）
定　　價／370元

KAMI GA FUERU JUTSU
by Atsuya Tsuji (Author), Megumi Taji (Supervisor)